Yoania Hernández Arguelles
Greta Madruga García
Marilyn Contreras Tristá

Doença periodontal crónica e doenças osteoarticulares

Yoania Hernández Arguelles
Greta Madruga García
Marilyn Contreras Tristá

Doença periodontal crónica e doenças osteoarticulares

Comportamento dos idosos

ScienciaScripts

Imprint
Any brand names and product names mentioned in this book are subject to trademark, brand or patent protection and are trademarks or registered trademarks of their respective holders. The use of brand names, product names, common names, trade names, product descriptions etc. even without a particular marking in this work is in no way to be construed to mean that such names may be regarded as unrestricted in respect of trademark and brand protection legislation and could thus be used by anyone.

Cover image: www.ingimage.com

This book is a translation from the original published under ISBN 978-613-9-44153-2.

Publisher:
Sciencia Scripts
is a trademark of
Dodo Books Indian Ocean Ltd. and OmniScriptum S.R.L publishing group

120 High Road, East Finchley, London, N2 9ED, United Kingdom
Str. Armeneasca 28/1, office 1, Chisinau MD-2012, Republic of Moldova, Europe
Printed at: see last page
ISBN: 978-620-8-22992-4

Título:

Doença Periodontal Crónica e Comportamento da Doença Osteoarticular em Adultos Idosos

Autores:

Dra. Yoania Hernández Arguelles.

Especialista de Primeiro Grau em Estomatologia Geral Integral
Dra. Greta Madruga García.

Especialista de primeiro grau em Estomatologia Geral Integral. Professor Auxiliar

Lic. Marilyn Contreras Tristá

Licenciatura em Estomatologia. Professor Adjunto

2024

Resumo

Introdução: A doença periodontal crónica apresenta uma forte relação com doenças sistémicas, aprofundar esta relação contribui para melhorar a qualidade de vida dos pacientes. **Objetivo geral:** descrever a relação entre a doença periodontal crónica e as doenças osteoarticulares em pacientes adultos idosos. **Metodologia:** Foi realizado um estudo observacional descritivo de corte transversal. A investigação teve lugar no Serviço de Estomatologia da Policlínica Nguyen Van Troi de janeiro de 2023 a maio de 2024. A população consistiu em todos os pacientes com doenças osteoarticulares, artrite reumatoide e osteoporose e doença periodontal crónica, com idades entre os 51 e os 70 anos, que deram o seu consentimento informado para participar no estudo. A amostra foi obtida por amostragem aleatória simples e foi constituída por 32 doentes. Foram utilizadas as seguintes variáveis: idade, sexo, sinais clínicos de doença periodontal crónica, perda óssea, mobilidade dentária, bolsas reais, factores de risco, doença periodontal crónica e doenças osteoarticulares.
Resultados: No nosso estudo verificou-se que a faixa etária mais afetada pelas doenças osteoarticulares e periodontais foi a dos 61- 65 anos e o sexo mais afetado foi o feminino.
Conclusões: Foi evidenciada a relação entre as doenças osteoarticulares e a presença de doença periodontal crónica.
Palavras chave: doenças osteoarticulares, doença periodontal crónica, relação.

Índice:

Introdução

Nos últimos anos, com o avanço e atualização da medicina dentária e a importância da colaboração com outros ramos médicos, tem sido possível estudar os efeitos das doenças sistémicas a nível oral. Sabe-se hoje que a periodontite tem influência na patogénese de certas doenças sistémicas, e que pode aumentar o risco de as apresentar, o que deu origem ao aparecimento e desenvolvimento da Medicina Periodontal. [1]

A doença periodontal grave, que afecta os tecidos que rodeiam e suportam o dente, é a sexta doença mais frequente em todo o mundo, com uma prevalência global de 11,2%, e afecta cerca de 743 milhões de pessoas. [2, 3,4]

A prevalência da doença periodontal na América Latina foi a seguinte: Gengivite: Equador 22,4%, Cuba 16,7%, Peru 49,4%, Argentina 60%, Uruguai 44%, Venezuela 26,6%, Brasil 74%, México 45%, Chile 32,6%. No caso da Periodontite: Equador 1,9%, Cuba 36,1%, Peru 17,3%, Argentina 26,4%, Uruguai 16%, Venezuela 15,67%, Brasil 15,3%, México 18%, Chile 30,1%.[5, 6]

Em Cuba, as doenças periodontais ocupam o segundo lugar entre os problemas de saúde oral, estão presentes desde a infância, aumentam de incidência com a idade e constituem a principal causa de perda dentária após os 35 anos. Provocam também alterações estéticas, anatómicas e funcionais que afectam a integridade das pessoas afectadas. Em termos económicos, as periodontopatias causam afectações individuais e colectivas, bem como um gasto significativo de recursos humanos e materiais. [7,8]

As doenças osteoarticulares compreendem mais de 150 perturbações que afectam o sistema locomotor. Estas patologias ocupam o quarto lugar em termos de morbilidade entre os idosos e representam 10% das doenças notificadas, depois das doenças oftalmológicas e das doenças da boca e dos dentes.[9, 10]

Sobre o impacto e a prevalência das doenças reumáticas, a Sociedade Espanhola de Reumatologia estima que, a nível mundial, esta patologia afecta entre 0,5 e 0,8 % da população, sendo que cerca de 1710 milhões de pessoas em todo o mundo sofrem de perturbações músculo-esqueléticas, ou seja, cerca de cinco pessoas por cada mil em todo o mundo. Os países de elevado rendimento são os mais afectados em termos de número de pessoas: 441 milhões, seguidos dos países da região do Pacífico Ocidental, com 427 milhões, e da região do Sudeste Asiático, com 369 milhões.[11,12]

No caso da artrite reumatoide, é mais frequente nas mulheres, com um rácio de 3 mulheres para cada homem, com uma relação de 3:1. A prevalência global da artrite reumatoide foi recentemente estimada em 0,46% com um intervalo de confiança de 95% de 0,390,54.[13, 14,15]

A osteoporose afecta cerca de 75 milhões de pessoas na Europa, nos Estados Unidos e no Japão. A prevalência da doença é de aproximadamente 21% das mulheres entre os 50 e os 84 anos de idade.[16]

Em Cuba, a prevalência da osteoporose é de 10-30% nas mulheres pós-menopáusicas e de 6-10% nos homens com mais de 50 anos de idade, dependendo do facto de a massa óssea ser medida num ou mais locais. Com 18% dos quase 12 milhões de cubanos com 60 anos ou mais, é de esperar que a osteoporose seja identificada como um problema de saúde para os cubanos. As províncias mais envelhecidas do país são Villa Clara e Havana, com uma taxa de 17,4% e 17,1%, respetivamente, pelo que é de salientar que a nossa província é um potencial para a prevalência destas doenças.[11, 17,18]

[19]Os estomatologistas e os médicos devem unir esforços para a gestão abrangente dos doentes com doenças reumáticas que apresentem algum grau de doença periodontal, o que permitirá melhores opções terapêuticas e contribuirá para a melhoria da qualidade de vida.

O estomatologista, em particular, pode avaliar e tratar a condição periodontal dos pacientes com estas patologias numa fase precoce, o que o coloca na primeira linha de prevenção. Na nossa província, foram efectuados estudos sobre este assunto que demonstraram a possível relação entre a doença periodontal e as doenças osteoarticulares, no entanto, na área de saúde correspondente à Policlínica Nguyen Van Troi em Cascajal, não existem estudos anteriores sobre este assunto. Além disso, verificou-se que um elevado número de pacientes com doenças osteoarticulares apresentava doença periodontal crónica, sendo necessária mais investigação.

Problema científico:

Existe uma relação entre doenças osteoarticulares e a ocorrência de doença periodontal crónica em pacientes dentários adultos mais velhos que frequentam a Clínica Dentária Nguyen Van Troi de janeiro de 2023 a maio de 2024?

Objectivos:

Objetivo geral:

Descrever a relação entre a doença periodontal crónica e as doenças osteoarticulares artrite reumatoide e osteoporose no paciente adulto mais velho.

Objectivos específicos:

1. Descrever a amostra de acordo com a idade e o sexo.
2. Caracterizar as patologias de acordo com as variáveis clínicas de interesse.
3. Determinar os factores de risco comuns das doenças osteoarticulares e da doença periodontal crónica.
4. Estabelecer a relação entre as doenças osteoarticulares e a doença periodontal crónica no paciente adulto mais velho.

Quadro teórico:

Para a Organização Mundial de Saúde (OMS), a saúde bucal vai além de ter dentes saudáveis; a OMS enfatiza que a saúde bucal é parte essencial da saúde geral para o bem-estar das pessoas, e implica estar livre de dor orofacial crônica, câncer de boca e faringe, alterações nos tecidos moles da boca: língua, gengiva e mucosa bucal, defeitos congênitos como lesões e fissuras de lábio e/ou palato, e outras doenças que afetam o complexo craniofacial. Outras abordagens mais abrangentes como a da saúde coletiva brasileira, com o auxílio das ciências sociais, contribuem com elementos adicionais para a definição de saúde bucal, entendida como: Um conjunto de condições objetivas: biológicas e subjetivas: psicológicas, que permitem ao ser humano realizar funções como mastigação, deglutição, fonação; também pela dimensão estética inerente à região anatômica, exercer adequada autoestima e relacionar-se socialmente sem inibições. Estas condições devem corresponder a uma ausência de doença ativa a níveis que permitam ao indivíduo desempenhar adequadamente as funções acima referidas e que lhe permitam sentir-se bem, contribuindo assim para a sua saúde geral. [20]

São vários os critérios propostos para determinar se uma doença pode ser considerada um problema de saúde pública: a distribuição e a extensão da doença; as consequências graves em termos de impacto social, psicológico e económico nos indivíduos, nas comunidades e nos serviços de saúde; se gera um custo económico considerável para os indivíduos e para a sociedade; e se estão disponíveis métodos eficazes para prevenir, curar e aliviar a doença. Estes critérios estão plenamente preenchidos no caso da doença periodontal. Consequentemente, as doenças orais representam, nos termos da OMS, um importante desafio de saúde pública, cuja importância deriva principalmente do peso global da doença, dos custos relacionados com o seu tratamento, sendo a patologia oral considerada a quarta mais dispendiosa de tratar, e da possibilidade de aplicar medidas preventivas eficazes.[7]

Para a Organização Mundial de Saúde, a doença periodontal é um problema de saúde pública nos países industrializados e, cada vez mais, nos países em desenvolvimento, afectando a qualidade de vida das pessoas que dela sofrem. A doença periodontal mais comum é a doença imunoinflamatória crónica. [15, 21, 22, 23]

Doença periodontal

A doença periodontal é uma das doenças mais comuns que o profissional de medicina dentária pode encontrar na cavidade oral, tem origem multifatorial e está associada a factores de risco modificáveis e não modificáveis. A doença periodontal é causada pela acumulação de microrganismos à volta do dente com a estimulação do sistema imunitário que ativa uma resposta imunitária inata e adaptativa maciça.[24, 25] Existem cerca de 800 espécies de bactérias na cavidade oral e há uma interação complexa entre a infeção bacteriana e a resposta do hospedeiro. Constituem um grupo de doenças do periodonto, maioritariamente de origem infecciosa, que causam a destruição progressiva do aparelho de suporte dos dentes: perda do ligamento periodontal, destruição óssea, formação de bolsas periodontais, recessões gengivais e perda de dentes. [26, 27,28]

O seu tipo mais comum ao longo dos anos tem sido a doença imuno-inflamatória crónica.

Etiologia e patogénese da doença periodontal crónica:

O aumento das moléculas de superfície bacterianas, como os lipopolissacáridos, estimula a síntese de citocinas e mediadores inflamatórios, que por sua vez promovem a libertação de metaloproteinases da matriz. Estas enzimas tecidulares estão envolvidas na remodelação da matriz extracelular e na destruição óssea. Estudos recentes provaram que estes efeitos deletérios não se limitam apenas à cavidade oral, mas afectam o corpo como um todo. [25]

O processo inflamatório começa com a migração de fagócitos para o local da lesão por neutrófilos e macrófagos. Este processo é promovido, pelo menos em parte, pelo epitélio gengival que liberta mediadores químicos, como as interleucinas, a prostaglandina E2 e o fator de necrose tumoral alfa, que recrutam neutrófilos.[7]

A presença de citocinas pró-inflamatórias provenientes dos tecidos periodontais é responsável pela inflamação gengival. Quando a resposta inflamatória aguda é insuficiente, estas citocinas estimulam os hepatócitos a segregar proteínas de fase aguda, como a proteína C-reactiva durante o processo inflamatório sistémico crónico, que é um biomarcador de inflamação inespecífica.[29]

Estas células fagocíticas expressam receptores específicos na sua membrana plasmática que reconhecem e se ligam a moléculas de superfície das bactérias, como os receptores do tipo Toll. Da mesma forma, as proteínas do sistema de complemento plasmático tornam os agentes patogénicos mais susceptíveis à ação destes fagócitos. Esta resposta inicial elimina os micróbios, seguida de uma eliminação eficaz dos detritos celulares dos tecidos necróticos e dos neutrófilos apoptóticos pelas células mononucleares, como os monócitos e os macrófagos. [7]

Com um sistema imunitário eficiente, não ocorrem danos à volta do dente e as bactérias são removidas. No entanto, quando as bactérias continuam a proliferar ou se a resposta imunitária for deficiente, a inflamação periodontal aguda torna-se crónica e são libertados mediadores adicionais. Estes eventos recrutam mais células imunitárias, como as células T e os monócitos. O processo inflamatório prolongado induz então a reabsorção do osso alveolar pelos osteoclastos e a degradação das fibras do ligamento pelas metaloproteinases da matriz, bem como a formação de tecido de granulação.[7, 25]

Formação de biofilme:

A formação do biofilme pode ser dividida em três fases: formação de uma película na superfície do dente, colonização inicial ou primária e colonização secundária e maturação da placa. Como resultado final, forma-se a placa dentobacteriana madura. [7]

Espécie maioritariamente associada a gengivite crónica:

Gram positivo: Streptococcus sanguis, Streptococcus mitis, Streptococcus intermedius, Streptococcus Oralis e Gram negativo: Fusobacterium Nucleatum, Prevotella intermedia,

Espécies de: Haemophilus, Capnocytophaga e Campylobacter.[7]

·Espécies mais associadas à periodontite crónica: elevadas concentrações de espiroquetas e espécies anaeróbias e Gram-negativas: Agregatibacter Actinomycetencomitans, Prevotella intermedia, Eikenella corrodens, Fusobacterium Nucleatum, espécies de Treponema e Eubacterium. [7]

Ferimento inicial:

Caracteriza-se pela acumulação de placa bacteriana, a placa dentária aumenta o fluxo sanguíneo, as lacunas entre as células endoteliais e os capilares, a saída do fluido crevicular para a saliva, a migração de polimorfonucleares por moléculas de adesão, os linfócitos são retidos e depois perdidos.[30]

Fase inicial:

Caracteriza-se pela acumulação de placas na 1ª semana, vasodilatação abaixo do epitélio juncional, infiltrado leucocitário: linfócitos e polimorfonucleares, infiltrado inflamatório 15% do tecido conjuntivo em volume, destruição do colagénio necessária para a deslocação do tecido: processo de espaçamento, alterações inflamatórias detectáveis: 2ª semana.[30]

Lesão estabelecida:

Esta fase é caracterizada clinicamente por alterações gengivais evidentes na forma, cor, textura da superfície e tendência hemorrágica, levando ao diagnóstico de gengivite crónica, moderada ou grave. Microscopicamente, observa-se uma reação inflamatória crónica intensa, com predominância de plasmócitos no infiltrado. Há um aumento da destruição do colagénio que se reflecte na formação de bolsas periodontais.[30]

Lesão avançada:

Nesta lesão, há evidência de aumento da profundidade da bolsa, migração apical do epitélio juncional, descida apical da placa bacteriana, multiplicação microbiana num nicho ecológico anaeróbio, perda de osso alveolar, perda de fibras gengivais e periodontais, sendo os plasmócitos o tipo de célula mais abundante nesta lesão.[30]

Factores de risco para a doença periodontal crónica:

Hoje em dia e após numerosos estudos epidemiológicos, é aceite a ideia da existência de determinados factores de risco que modulam a suscetibilidade ou resistência do hospedeiro a sofrer de doença periodontal, pelo que várias causas estão envolvidas no seu desenvolvimento. O diagnóstico e a identificação dos factores de risco são essenciais para estabelecer um plano de tratamento adequado. A associação de factores etiológicos locais, funcionais e sistémicos com as doenças periodontais pode variar em diferentes momentos da vida de uma pessoa, pelo que a identificação atempada de tais factores é essencial para reduzir o estado atual da doença, prevenir o seu aparecimento e travar a sua progressão, condição necessária para determinar o seu aparecimento, progressão e extensão.[31]

Atualmente, estão bem documentados cinco factores de risco para as periodontopatias imuno-inflamatórias crónicas:

O microbiota do sulco.

Fumar.

Diabetes mellitus.

Stress.

O fator genético.[7]

A análise dos efeitos dos factores de risco na doença periodontal é complexa, devido à incidência durante um longo período de tempo de vários factores, que podem incluir variáveis de confusão. Além disso, a associação fator de risco-doença não é necessariamente uma associação causa-efeito, ou seja, podem existir relações causais e não causais.[32]

Microbiota do sulco gengival:

O biofilme é de origem bacteriana altamente organizada num nicho ecológico favorável ao seu crescimento e desenvolvimento, que, com a ajuda de factores adicionais de origem local e sistémica, causa a contaminação e a destruição dos tecidos de suporte do epitélio dentário, do tecido conjuntivo, do ligamento periodontal, do osso alveolar e do cemento radicular. Quando ocorrem lesões periodontais, a microbiota normal transforma-se numa microbiota patogénica com um aumento significativo de

Porphyromona gingivalis. À medida que a microbiota sofre mutação, há uma interação com as defesas do indivíduo, e é nesta fase que ocorre a inflamação e a doença periodontal. [20, 29, 33,34]

Fumar:

Os efeitos negativos para os tecidos periodontais do consumo de cigarros, charutos, cachimbos ou canábis são semelhantes. Os fumadores têm 3 vezes mais probabilidades de ter uma forma grave de doença periodontal do que os não fumadores. O tabaco agrava a doença periodontal ao promover a invasão bacteriana patogénica, inibir as defesas imunitárias, agravar a inflamação e aumentar a perda óssea alveolar. O tabaco afecta a função e a proliferação das células periodontais, como os fibroblastos periodontais e as células do ligamento periodontal, e induz a apoptose. Foi demonstrado que o tabaco interfere com a homeostase redox, altera os valores antioxidantes e influencia negativamente a doença periodontal. [32]

O cemento é sintetizado pelos cementoblastos durante a formação da raiz dentária e desempenha um papel essencial na fixação do dente ao osso alveolar. Os cementoblastos funcionam não só como células de suporte do periodonto, mas também na manutenção, desenvolvimento e regeneração dos tecidos periodontais.[32]

A nicotina causa a destruição do tecido periodontal diretamente ou através da interação com outros factores. Um estudo sugere que a nicotina inibe a migração e a proliferação de cementoblastos e induz a síntese de citocinas e de espécies reactivas de oxigénio por estas células. [32]

Diabetes mellitus:

A diabetes mellitus tipo 2 é precedida por uma inflamação sistémica que conduz à diminuição da função das células beta pancreáticas, à apoptose e à resistência à insulina. A inflamação sistémica elevada leva à entrada de organismos periodontais e dos seus factores de virulência na circulação, fornecendo provas dos efeitos da periodontite na diabetes.[32]

O mecanismo específico que liga a diabetes à doença periodontal não é bem compreendido. Sugere-se que a diabetes esteja envolvida na alteração da comunidade bacteriana subgengival que favorece o crescimento de agentes patogénicos. Além disso, os níveis sistémicos de mediadores inflamatórios, como a proteína C-reactiva, o TNF-a e a IL-6, que se encontram elevados na doença periodontal, podem constituir uma ligação entre a diabetes e a periodontite. É provável que o stress oxidativo seja uma ligação importante entre as duas doenças, através da ativação de vias pró-inflamatórias comuns. [32]

Outro mecanismo poderia ser a interação entre os produtos da glicosilação avançada e os seus receptores. A diabetes mellitus está associada à destruição do ligamento periodontal e à perda de dentes. [32]

Os fluidos gengivais e a saliva têm concentrações mais elevadas de mediadores inflamatórios, como as citocinas, nos doentes diabéticos com periodontite, em comparação com os não diabéticos com doença periodontal. [32]

De acordo com a Federação Europeia de Periodontologia e a Academia Americana de Periodontologia, foi identificada uma relação dose-resposta entre a gravidade da doença periodontal e as consequências adversas da diabetes e que o tratamento periodontal era benéfico como medicação anti-diabética. [32]

Stress:

O stress reduz as secreções salivares e promove a formação de placa dentária. Foi observada uma associação positiva entre as pontuações de stress e os marcadores de stress salivar: cortisol, endorfina beta e alfa amilase, perda de dentes e profundidade de sondagem de 5-8 mm. [32]

Foi indicado que o stress está relacionado com o sistema imunitário e que ocorrem diferentes alterações imunológicas em resposta a diferentes eventos stressantes. O stress crónico causa a destruição do periodonto em indivíduos susceptíveis. No entanto, a natureza biológica complexa do stress limita a compreensão da forma como modula a saúde periodontal, o que é ainda mais dificultado por outros factores ambientais em ação. [32]

Os indivíduos deprimidos têm uma concentração mais elevada de cortisol no fluido crevicular gengival e respondem menos bem ao tratamento periodontal. O stress académico também causa má higiene oral e inflamação gengival, com aumento da concentração de IL-1ß.

Fator genético:

Como já foi referido, a presença de bactérias é fundamental para o desenvolvimento da doença, no entanto, a existência de outros factores favorecem o seu aparecimento e progressão, como a resposta imunitária do doente. Há doentes que, apesar de terem um controlo de placa aceitável e não fumarem, têm uma doença mais grave do que os doentes com pior controlo de placa e que fumam. Isto levanta o papel subjacente da suscetibilidade genética. A isto acresce o facto de a destruição periodontal ser frequentemente observada em membros da mesma família e em diferentes gerações da mesma família, sugerindo uma base genética relacionada com a suscetibilidade para a doença periodontal.

Outros factores locais e sistémicos que influenciam o desenvolvimento de periodontopatias:

Tártaro dentário, cálculo ou tártaro, má higiene oral, forças oclusais anormais, empacotamento de alimentos, dentes perdidos não substituídos, iatrogenias estomatológicas, más oclusões, hábitos lesivos, bruxismo, alterações da morfologia dentária, gengival e óssea.[7]

Diagnóstico da doença periodontal crónica:

As doenças periodontais não causam normalmente dor ou desconforto graves. O sintoma mais comum é a hemorragia espontânea durante a escovagem dos dentes, embora esta seja menos evidente nos doentes fumadores. [27]Pode também aparecer pus nas gengivas, mau gosto ou mau hálito, vermelhidão das gengivas, retração das gengivas e aparecimento de dentes mais compridos, espaços entre os dentes ou alterações na sua posição, hipersensibilidade a alterações térmicas, especialmente ao frio, dor e mobilidade dos dentes .

O diagnóstico de certeza só pode ser efectuado pelo dentista ou periodontista com recurso a uma sonda. Avalia se os tecidos periodontais estão inflamados na superfície: gengivite e se houve perda dos tecidos de suporte: periodontite. Podem também ser necessárias radiografias para confirmar os resultados. O diagnóstico pode ser complementado por uma análise microbiológica para identificar as bactérias patogénicas ou por uma análise genética para avaliar a suscetibilidade individual à doença. [27]

O diagnóstico da doença periodontal é de vital importância, pois é o ponto de partida para proporcionar um melhor tratamento aos pacientes. Para tal, deve ser feita uma boa história clínica, utilizando instrumentos de diagnóstico como a sonda periodontal, preservação clínica e radiográfica, de forma a determinar anomalias na tonalidade e consistência da gengiva, observar se existe deslocamento gengival, e ainda verificar cada um dos dentes para detetar se existe mobilidade nos mesmos. [35,36]

Caraterísticas clínicas da doença periodontal crónica:

As suas principais manifestações clínicas incluem hemorragia espontânea ou vermelhidão das gengivas, mobilidade ou separação dos dentes, recessão gengival, ulceração, abcesso gengival, formação de bolsas periodontais, mau hálito, hipersensibilidade ao frio, disfunção mastigatória e perda de dentes. [20,28]

Além disso, a periodontite está associada a um impacto negativo na qualidade de vida das pessoas, produzindo diferentes efeitos nos pacientes, incluindo: incapacidade, desconforto, mal-estar, limitação da função mastigatória; também afecta a aparência, a autoestima e o bem-estar psicossocial dos pacientes. [20]

Classificação da doença periodontal crónica:

As duas principais associações científicas de periodontologia do mundo, a Academia

Americana de Periodontologia e a Federação Europeia de Periodontologia, uniram forças para desenvolver um novo sistema de classificação das doenças e condições periodontais em 2018, que se adaptará aos conhecimentos científicos actuais e tentará resolver algumas das limitações e problemas de aplicação do sistema de classificação anterior.[37]

Como exemplo significativo deste processo, as alterações na classificação da periodontite são altamente relevantes. Na classificação anterior, internacionalmente aceite, de 1999, a periodontite estava subdividida em: periodontite crónica, periodontite agressiva, periodontite como manifestação de doença sistémica, doenças periodontais necrosantes e abcessos periodontais. Embora esta estrutura de classificação tenha sido amplamente utilizada tanto na prática clínica como na investigação durante quase 20 anos, faltava-lhe uma distinção clara de base patobiológica entre as categorias descritas, o que levou a dificuldades no estabelecimento de um diagnóstico claro e, por conseguinte, na implementação específica de medidas preventivas e terapêuticas nestas entidades clínicas específicas. Desde este seminário de 1999, surgiram novas informações substanciais que avaliaram as caraterísticas diferenciais da suscetibilidade genética, da agressão microbiana e da resposta do hospedeiro nestas entidades clínicas, mas estas evidências não foram capazes de diferenciar fenótipos claros que permitissem uma distinção clara entre as patologias e condições que tinham sido definidas. Da mesma forma, não foram capazes de identificar padrões específicos de doença, nem o impacto dos factores de risco ambientais e sistémicos alterou significativamente a expressão da periodontite. Uma discussão semelhante foi realizada sobre patologias gengivais e manifestações periodontais de doenças sistémicas e distúrbios de desenvolvimento e adquiridos. As doenças e condições peri-implantares também foram classificadas. [38, 39,0, 41,42] 4 Classificação da saúde gengival e dos distúrbios gengivais induzidos pela placa bacteriana: Saúde periodontal:

Saúde clínica com um periodonto saudável.

Saúde gengival clínica com um periodonto reduzido.

Paciente com periodontite estável.

Paciente sem periodontite.

Gengivite induzida por placa bacteriana:

Periodonto intacto.

Periodonto reduzido num paciente sem periodontite.

Redução do periodonto em pacientes com periodontite tratados com sucesso.

Exclusivamente associado ao biofilme.

Mediada por factores de risco sistémicos ou locais.

Factores de risco sistémicos, factores modificadores:

Fumar.

Hiperglicemia.

Factores nutricionais.

Agentes farmacológicos.

Hormonas sexuais esteróides.

A puberdade.

Ciclo menstrual.

A gravidez.

Contraceptivos orais.

Doenças hematológicas.

Factores de risco locais, factores predisponentes:

Factores de retenção da placa bacteriana/biofilme, tais como restaurações.

Boca seca.

Hipertrofia gengival induzida por medicamentos. [37]

Os sistemas de classificação das doenças periodontais agrupam condições que vão desde a gengivite às várias fases da periodontite e, atualmente, às condições peri-implantares. Estes sistemas foram modificados e actualizados para permitir que os clínicos façam diagnósticos adequados e proporcionem um tratamento ótimo. Desde a primeira descrição da doença periodontal, têm sido utilizados diferentes sistemas de classificação para as agrupar de acordo com a sua etiologia, patogénese, localização e progressão, mas existe sempre alguma particularidade ou complicação para fazer o diagnóstico adequado e personalizado dos doentes. [43, 44,45]

Classificação em vigor em Cuba:

Crónica:

Superficial:

Gengivite edematosa, fibrosa e fibroedematosa.

Gengivite descamativa crónica. [7]

Profundo:

Periodontite do adulto.

Periodontite pré-púbere.

Periodontite juvenil localizada e generalizada.

Periodontite rapidamente progressiva.[7]

As condições mais comuns que ocorrem nestes tecidos são condições imuno-inflamatórias crónicas, como a gengivite e a periodontite, que, quando não tratadas, conduzem mais ou menos rapidamente à perda de dentes. A gengivite caracteriza-se por uma inflamação gengival reversível sem evidência de degradação periodontal. Com o tempo, a gengivite não tratada pode progredir para uma periodontite destrutiva. [22,27]
Gengivite crónica:

A gengivite é a inflamação da gengiva e caracteriza-se por alterações de coloração, geralmente de rosa pálido a vermelho vivo, edema e sangramento, bem como alteração da consistência dos tecidos. Estas alterações são o resultado da acumulação de placa dentária ao longo da margem gengival e da resposta inflamatória do sistema imunitário à presença de produtos bacterianos. [28]

Neste caso o epitélio juncional não migra, ou seja, se há um aumento patológico da profundidade do sulco gengival denominado bolsa é à custa da migração coronária da margem, portanto, quando nos referimos a gengivite crónica com bolsas, estas são: Virtual, Falsa, Relativa ou Gengival. A gengivite crónica é mais frequente em crianças e jovens. [7]

Classificação da gengivite crónica:

A gengivite crónica é classificada de acordo com os grupos de dentes afectados: Localizada: Quando afecta um dente ou grupo de dentes.

Generalizada: Quando abrange todo o maxilar ou toda a boca.[7]

Outra forma de classificar a gengivite é de acordo com as diferentes áreas da gengiva que são afectadas:

Gengivite marginal

Gengivite papilar

Gengivite difusa

Gengivite marginal crónica: é quando se observam alterações na morfologia da gengiva marginal ou livre, gengivite papilar: está confinada à papila interdentária. Quando tanto a margem como a papila são afectadas, também se designa por marginal, embora alguns clínicos prefiram designá-la por marginal-papilar. [7] É considerada difusa: quando o processo inflamatório envolve as gengivas: marginal ou livre, papilar e inserida ou aderente. De acordo com as caraterísticas clínicas e o aspeto anátomo-clínico da imagem histopatológica, a gengivite crónica pode ser classificada da seguinte forma

Gengivite edematosa crónica: A gengiva é lisa, brilhante, de cor vermelho-azulada e de consistência macia, o sulco interdentário e o sulco marginal estão apagados. A forma biselada da gengiva torna-se arredondada. Se o processo inflamatório atingir a gengiva aderente, perde-se o pontilhado gengival. O sangramento ocorre ao mais pequeno estímulo.[7]

Gengivite fibrosa crónica: A gengiva é firme, de cor normal ou ligeiramente mais clara e de consistência dura. Há perda do bisel normal com aumento do volume gengival. Não há perda de pontilhado, ocasionalmente pode haver reforço do pontilhado. A hemorragia é menos acentuada. [7]

Gengivite fibroedematosa crónica: Clinicamente, podemos encontrar alterações clínicas de gengivite edematosa e fibrosa. A gengiva pode ser macia e não hipercolorida ou vermelha e de consistência firme, o sangramento não é abundante. [7]

Gengivite descamativa crónica: uma lesão peculiar da gengiva caracterizada por uma vermelhidão intensa e descamação do epitélio superficial, não é uma entidade específica, mas sim uma manifestação gengival não específica de uma variedade de doenças sistémicas. [7]

Periodontite crónica:

A periodontite, doença periodontal inflamatória crónica, é a principal causa de perda de dentes em adultos, pelo que a ausência de órgãos dentários afecta a função do sistema estomatognático e pode ser um fator de risco para múltiplas doenças locais e sistémicas. A periodontite é uma doença crónica, não transmissível, inflamatória e infecciosa. Caracteriza-se por uma inflamação gengival que se estende para além da gengiva e provoca a rutura irreversível do tecido conjuntivo ligado à raiz e a reabsorção do osso alveolar. A destruição progressiva do tecido conjuntivo e do osso alveolar resulta na migração apical do epitélio gengival e na formação de bolsas. Por fim, a destruição do periodonto leva à mobilidade dos dentes, à redução da função mastigatória e, eventualmente, à perda dos dentes. É uma doença crónica que progride através de crises com expressão clínica semelhante e uma cadeia de eventos patogénicos partilhada, mas que varia em termos de etiologia e prognóstico. A destruição tecidular na periodontite crónica ocorre geralmente de forma lenta e progressiva, sem causar grande desconforto, e a perda dentária ocorre vários anos após o início da doença. A doença produz reacções inflamatórias e infecciosas a nível local, ou seja, no periodonto, e a nível sistémico, com um elevado impacto na saúde geral do doente. A periodontite pode ser considerada um problema de saúde pública porque, para além de afetar a saúde oral, na última década tem sido sugerida como um indicador de risco. [30, 46, 47,48]

Caraterísticas clínicas gerais da periodontite crónica: Presença de inflamação gengival crónica.

Hemorragia gengival.

Presença de sacos reais supra-ósseos ou infra-ósseos.

Recessão periodontal.

Exsudado purulento.

Mobilidade dos dentes.

Migração patológica.

Halitose.

Perda de fixação e de osso de suporte. [7]

Foram descritas diferentes formas de apresentação, baseadas principalmente na idade de início e na agressividade da doença. [22]

Classificação da periodontite crónica:

Periodontite pré-púbere: Este termo descreve uma doença que começa durante ou após a erupção dos dentes decíduos, com 4 ou 5 anos de idade e menos de 12 anos. A doença afecta igualmente ambos os sexos e tem geralmente uma base genética. As lesões periodontais podem ser localizadas ou generalizadas e são mais comuns nos dentes superiores do que nos inferiores.[7]

Periodontite juvenil: é uma forma pouco comum de periodontite, precoce e grave, que aparece geralmente entre os 12 e os 26 anos de idade, afectando ambos os sexos, embora em alguns estudos se tenha observado uma ligeira predominância do sexo feminino. Caracteriza-se pelo facto de as gengivas não apresentarem alterações clínicas ostensivas de cor ou textura; se estas estiverem presentes, não são alarmantes, mas existem bolsas periodontais profundas com grande destruição conjuntiva e óssea. [7] Periodontite rapidamente progressiva: grupo de periodontites caracterizadas por uma destruição rápida e progressiva da inserção clínica e do osso alveolar. [7]

Periodontite crónica: A periodontite crónica é a forma menos agressiva, mais tardia na idade adulta e é a forma mais comum. [7, 22] São sugeridos padrões cíclicos de exacerbações e remissões, ou seja, períodos de quiescência e períodos de atividade da doença, e não há consenso sobre a causa deste modo de progressão, o que é claro é que pode levar anos a progredir. A periodontite crónica é a forma mais conhecida e mais comum de periodontite, começando quase sempre na idade adulta jovem e progredindo ao longo da vida do indivíduo.

A periodontite crónica pode afetar toda a dentição mas, em geral, os molares e os incisivos são mais susceptíveis, enquanto os caninos superiores e inferiores e os primeiros pré-molares inferiores são mais resistentes à doença.[7]

A periodontite crónica é subclassificada de acordo com o seu grau de progressão: Periodontite ligeira:

Quando existe inflamação gengival, com formação de bolsa periodontal, hemorragia à sondagem, perda óssea horizontal, menos de 1/3 do comprimento da raiz e possível mobilidade dentária de grau 1. [7]

Periodontite moderada:

A bolsa periodontal pode ser supra-óssea ou infra-óssea, a perda óssea pode atingir até 1/3 do comprimento da raiz, há eventual mobilidade dentária de grau 1 ou 2. Ocasionalmente pode haver lesão de furca de grau I. [7]

Periodontite grave, severa ou complicada:

Tem as mesmas caraterísticas da furca moderada, só que a perda óssea é maior que 1/3 do comprimento da raiz, podendo ser horizontal ou angular. A lesão de furca pode ser de grau I ou II, com possível mobilidade de grau 2 ou 3. [7]

Tratamento da doença periodontal crónica:

No tratamento das doenças periodontais, como a gengivite, é necessário limpar as bactérias que se acumularam, removendo a placa dentária e o cálculo dentário, também chamado tártaro, que é a placa mineralizada. Como medida preventiva, os dentes e as gengivas devem ser escovados para os manter limpos e saudáveis. O tratamento da periodontite é organizado em duas fases. Na primeira fase, também designada por fase básica do tratamento, as bactérias serão removidas das bolsas periodontais através de destartarização e alisamento radicular, o que implica a limpeza das bactérias, da placa bacteriana e do cálculo das raízes dos dentes. Por vezes, esta fase do tratamento é acompanhada pela utilização de antibióticos. No entanto, em caso de doença agressiva ou avançada, é necessária uma segunda fase de tratamento, que consiste em aceder a estas bolsas periodontais profundas. Esta fase é designada por cirurgia periodontal. Por vezes, podem também ser aplicadas técnicas de regeneração óssea localizadas durante a cirurgia periodontal. Quando o tratamento ativo termina, a doença deve estar sob controlo. Continua a fase de manutenção, que é considerada a fase fundamental do tratamento periodontal e a única forma de conseguir um controlo a longo prazo da periodontite. As fases básica e cirúrgica são muito eficazes no controlo das bactérias e na obtenção de saúde periodontal, mas estas bactérias tendem a recolonizar a bolsa periodontal a partir de outros reservatórios orais e, se não forem devidamente tratadas, a doença tende a recidivar ao fim de alguns meses.

É importante sublinhar que a manutenção periodontal não é apenas uma profilaxia profissional ou uma limpeza da boca, mas uma ação médica individualizada adaptada às necessidades de cada paciente. A frequência da manutenção é definida para cada caso individual, mas geralmente varia de uma visita a cada 3 meses a uma visita a cada 6 meses.

O tratamento consiste essencialmente no controlo dos factores de risco e, nos casos graves, na cirurgia periodontal, cujo objetivo principal não é a cura mas a excisão das lesões, o que garantirá uma boa manutenção posterior do periodonto face aos factores etiológicos.[30]

Um dos procedimentos que pode ser utilizado no tratamento da doença periodontal é a antibioticoterapia, que consiste em administrar ao paciente medicamentos que combatem a infeção causada pelas bactérias presentes nos tecidos periodontais, que podem ser muito variadas. [49]

Antibióticos utilizados na terapia da doença periodontal: Nos casos de gengivite diagnosticada, a American Dental Association sugere que, além dos métodos mecânicos utilizados para o controlo da placa bacteriana, sejam aplicados outros tipos de agentes que ajudem a reduzir a inflamação, sendo os principais a clorexidina e o triclosan. Os agentes anti-placa utilizados corretamente contribuem para o tratamento, reduzindo a inflamação gengival em pacientes que não realizam uma limpeza adequada, no entanto, o efeito das substâncias adjuvantes só ocorreria na placa supragengival. [49]

Devido à variedade de antibióticos disponíveis, é possível utilizar alguns tipos, consoante o caso em questão. Um dos grupos utilizados é o das tetraciclinas, que são eficazes contra bactérias Gram-negativas como a Agregatibacter actinomycetencomitans.[49]

O metronidazol é um medicamento bactericida que actua seletivamente em bactérias anaeróbias como a Prevotella intermedia, a Fusobacterium nucleatum e a Bacteroides. [49]

A amoxicilina, juntamente com o ácido clavulânico, é utilizada contra bactérias anaeróbias estritas, que estão presentes na doença periodontal avançada. [49]

A clindamicina é um macrólido cuja ação é bacteriostática e actua na subunidade 50 provocando alteração na síntese proteica da célula bacteriana, o seu espetro inclui microrganismos como a Prevotella intermedia e o Fusobacterium nucleatum. [49]

Prevenção da doença periodontal:

A prevenção de uma doença comum como a doença periodontal é muito complicada devido à sua natureza multifatorial, envolvendo genética, ambiente, estatuto social e outros factores. As acções preventivas destinam-se a travar a progressão das doenças gengivais e periodontais ou a prevenir a sua ocorrência na população supostamente saudável ou em risco. A melhor forma de prevenir a periodontite é manter uma higiene oral adequada para controlar os níveis de placa bacteriana; os indivíduos predispostos podem desenvolver a doença apesar de uma higiene oral adequada. A higiene oral pessoal deve ser acompanhada de visitas regulares ao dentista ou ao periodontista, de modo a efetuar um diagnóstico precoce da doença. São então necessárias mudanças no estilo de vida. Os medicamentos que reduzem a secreção salivar ou provocam hipertrofia gengival devem ser evitados ou utilizados com precaução, uma vez que facilitam a doença periodontal. Os doentes com situações de stress crónico devem ser avaliados por pessoal qualificado para a adoção de medidas anti-stress eficazes. O controlo adequado da diabetes mellitus e de outras doenças sistémicas reduz o risco de aparecimento e progressão das doenças periodontais.[27, 30]

Doenças osteoarticulares:

A importância dos ossos no organismo é primordial, uma vez que, juntamente com os músculos, são responsáveis pelo movimento do corpo, além de fornecerem uma proteção sólida a órgãos vitais como o coração, o cérebro e os pulmões. É também nos ossos que se encontra a medula óssea, essencial para a produção de vários tipos de células sanguíneas. As células ósseas estão continuamente a regenerar-se, o que significa que, a cada década, todos os 206 ossos do nosso corpo são completamente renovados. Existem múltiplas doenças que afectam o sistema ósseo, na sua morfologia e fisiologia, que podem causar dor e inflamação crónicas, fraqueza, imobilidade e fracturas, entre outros sintomas. A disfunção do sistema formado por ossos e articulações é uma anomalia de apresentação clínica frequente e também uma das causas mais frequentes de consulta nos Cuidados de Saúde Primários. [50]

As doenças osteoarticulares incluem geralmente os seguintes quadros clínicos reumatismos degenerativos, como a osteoartrose, que é o distúrbio osteoarticular mais comum, reumatismos inflamatórios das articulações e dos tecidos moles, como a artrite reumatoide, espondiloartropatias inflamatórias, como a espondilite anquilosante e outras artrites, reumatismos metabólicos, como a osteoporose, que hoje em dia está a ganhar cada vez mais importância, ou a gota, e reumatismos extra-articulares, como a fibromialgia. A fibromialgia e a artrite reumatoide são os problemas reumáticos mais frequentes depois da osteoartrite, embora com uma diferença notável. [50]

O aumento da esperança de vida fez aumentar a população idosa, favorecendo o aumento da incidência de doenças degenerativas dos ossos e das articulações. As doenças osteoarticulares caracterizam-se por dor e impotência funcional de alguma parte do sistema locomotor. Assim, são consideradas uma das causas mais prevalentes de sintomatologia e limitação funcional. Na população ativa, são uma das causas mais importantes de absentismo laboral e incapacidade permanente com uma repercussão económica crescente, gerando grande procura de cuidados e consumo de medicamentos. Interfere na capacidade funcional e na qualidade de vida dos pacientes. Uma ação para eles é prevenir a sua progressão, uma vez que conduzem à cronicidade e à incapacidade. A osteoartrite é considerada a segunda doença mais incapacitante depois das doenças cardiovasculares. [51]

As doenças osteoarticulares mais prevalentes são:

Artrite reumatoide e osteoporose.

Artrite reumatoide:

A artrite reumatoide é uma doença reumática crónica, autoimune, que provoca inflamação das articulações, dor, deformidade e dificuldade de movimento. Afecta predominantemente as mulheres. Pode ter um comportamento extra-articular e afetar órgãos e sistemas como o coração, os rins e os pulmões. Por este motivo, é considerada uma doença sistémica.[52]

Afecta algumas articulações de forma mais grave do que outras, principalmente as articulações mais móveis, como as mãos e os pés, os cotovelos, os ombros, as ancas, os joelhos e os tornozelos. Por outro lado, há outras que nunca são afectadas. Se a inflamação se mantiver ao longo do tempo e não for controlada, pode acabar por danificar os ossos, os ligamentos e os tendões que rodeiam a articulação. Isto pode levar à deformação progressiva da articulação e à perda de capacidade. Esta situação tem um impacto muito negativo na qualidade de vida dos doentes.[52]

Causas da artrite reumatoide:

A causa do aparecimento desta doença é desconhecida. Sabe-se que se trata de um processo autoimune. A componente genética é também muito relevante. Existem também factores externos; o primeiro e mais frequente é o tabagismo, mas podem existir outros, como certas infecções, a periodontite e a obesidade. A microbiota intestinal e a dieta também podem influenciar o seu aparecimento. [52]

Sintomas da artrite reumatoide:

A doença começa frequentemente de forma lenta e insidiosa, com manifestações gerais de outras doenças, como febre ou astenia. O principal sintoma da doença é o envolvimento das articulações, que se manifesta através de dor e inchaço. Podem também surgir outras manifestações, como rigidez ou dormência das articulações após repouso prolongado, especialmente ao levantar-se de manhã, que desaparecem gradualmente à medida que o doente realiza as actividades diárias, bem como fraqueza muscular e limitação da mobilidade. Se a doença estiver numa fase avançada, o doente pode apresentar alguma deformidade devido à deterioração progressiva das articulações afectadas. Além disso, pode progredir e afetar órgãos vitais como o rim ou o pulmão. [52]

Provoca frequentemente secura da pele e das membranas mucosas. Isto resulta na inflamação e subsequente atrofia das glândulas que geram lágrimas, saliva, sucos digestivos ou corrimento vaginal, conhecida como síndrome de Sjögren. Pode também causar alguma febre e, por vezes, inflamação dos vasos sanguíneos: vasculite, levando a lesões nos nervos ou feridas nas pernas chamadas úlceras. [52]

Outros sintomas incluem a inflamação das membranas que revestem os pulmões, a pleurite, ou do revestimento do coração, a pericardite, ou a inflamação e cicatrização dos pulmões, que podem provocar dores no peito, falta de ar e uma função cardíaca anormal. [52]

Diagnóstico da artrite reumatoide:

Não existem testes específicos para diagnosticar a artrite reumatoide, mas os reumatologistas podem determinar a sua existência através de uma combinação de uma entrevista clínica em que o doente é questionado sobre os sintomas, exame físico, historial do doente e determinados testes. Testes como :

Análises ao sangue. [5]

Testes do fator reumatoide: pesquisa de anticorpos contra os péptidos citrulinados. Estes anticorpos estão presentes em dois terços dos doentes com esta patologia. [52]

Radiografias para detetar a presença de erosões articulares.

Tratamentos para a artrite reumatoide:

A artrite reumatoide é uma doença crónica para a qual não existe atualmente nenhum tratamento que possa curar a doença. [52]

Tratamentos sintomáticos: são medicamentos que controlam apenas os sintomas. São os analgésicos e os anti-inflamatórios não esteróides.[52]

Medicamentos modificadores da doença: Os medicamentos modificadores da doença têm um efeito mais profundo sobre os mecanismos da patologia. Podem ser divididos em:

Tradicionais: Os mais utilizados são o metotrexato, a leflunomida e a sulfassalazina. Este grupo inclui também a cloroquina e a hidroxicloroquina, a ciclosporina, a azatioprina e a minociclina.

Produtos biológicos: Os produtos biológicos mais importantes incluem: adalimumab, etanercept, columumab, infliximab, abatacept, rituzimab e tocilizumab. [52]

Osteoporose:

A osteoporose é uma doença sistémica do esqueleto caracterizada por uma diminuição da massa óssea e uma deterioração da microarquitectura dos ossos, o que leva a um aumento da fragilidade óssea e do risco de sofrer fracturas. Esta patologia é assintomática e pode passar despercebida durante muitos anos até se manifestar finalmente com uma fratura. [16]

Causas da osteoporose:

A origem da osteoporose deve ser procurada nos factores que influenciam o desenvolvimento ósseo e a qualidade do osso. O risco de osteoporose será determinado pelo nível máximo de massa óssea atingido na idade adulta e pela diminuição da massa óssea provocada pela

26 idade avançada. Para além do envelhecimento, factores genéticos e hereditários estão envolvidos no seu aparecimento. A desnutrição, a má alimentação, a falta de exercício físico e a administração de certos medicamentos podem também favorecer o aparecimento da osteoporose. No entanto, a menopausa é um dos factores mais influentes no desenvolvimento da osteoporose na mulher, uma vez que o desaparecimento da função ovárica provoca um aumento da reabsorção óssea. O papel exato do tabaco na osteoporose não é claro, mas foi descrita uma ligação direta entre o tabaco e a diminuição da densidade óssea. [16] Sintomas de osteoporose:

Durante anos, a osteoporose foi conhecida como a epidemia silenciosa, porque esta patologia não produz sintomas, embora a dor seja um deles, que pode ser dor esquelética difusa e hiperestesia óssea, fraqueza muscular, fracturas ósseas devido a microtraumas, com redução da altura do doente se houver esmagamento vertebral. [16]

Tipos de osteoporose:

Osteoporose pós-menopáusica: a principal causa é a falta de estrogénios. Os sintomas aparecem geralmente em mulheres com idades compreendidas entre os 51 e os 75 anos, embora possam começar antes ou depois destas idades.[16]

Osteoporose senil: resulta de uma deficiência de cálcio relacionada com a idade e de um desequilíbrio entre a taxa de degradação e de regeneração óssea. Afecta geralmente pessoas com mais de 70 anos de idade e é duas vezes mais frequente nas mulheres do que nos homens. [16]

Osteoporose secundária: pode resultar de certas doenças, como a insuficiência renal crónica e certos distúrbios hormonais; ou da administração de certos medicamentos, como corticosteróides, barbitúricos, anticonvulsivantes e quantidades excessivas de hormona tiroideia. [16]

Diagnóstico da osteoporose:

Com base nos conhecimentos actuais, a abordagem diagnóstica deve ser feita de forma individualizada, avaliando a idade e outros factores de risco. Para além disso, factores de risco como o consumo de tabaco e álcool, baixo peso, história familiar de fracturas osteoporóticas, entre outros, permitem identificar pessoas em risco de desenvolver a patologia. Assim, a base fundamental para o diagnóstico assenta na suspeita clínica.[16]

Tratamentos para a osteoporose:

Os medicamentos atualmente utilizados para combater a osteoporose param a reabsorção óssea e previnem a perda mineral óssea. São os chamados inibidores da reabsorção óssea e incluem os estrogénios, as calcitoninas, os bifosfonatos como o etidronato, o alendronato e o risedronato, os moduladores selectivos dos receptores de estrogénios como o raloxifeno e até as estatinas, medicamentos inicialmente utilizados para combater o colesterol. [16]

Embora o tratamento farmacológico seja muito importante, existem outras medidas destinadas a corrigir as deficiências nutricionais e a melhorar o estilo de vida que podem prevenir as quedas e minimizar a intensidade do impacto da doença, sendo a mais importante a ingestão das quantidades necessárias de cálcio e vitamina D. [16]

Modificação do estilo de vida: os especialistas recomendam evitar a imobilidade e seguir orientações fisioterapêuticas que limitem a deformação e a dor, bem como abster-se de fumar e de beber grandes quantidades de álcool. [16]

Exercício físico: o desporto aumenta a massa óssea durante o crescimento em crianças e adolescentes e pode também ajudar a reduzir a perda óssea em pessoas mais velhas. [16]

Relação entre doença periodontal crónica e doenças osteoarticulares:

Por conseguinte, tendo em conta a elevada frequência de doenças orais e reumáticas na população a nível mundial, a possível inter-relação patogénica entre as duas doenças devido a precursores inflamatórios comuns. [53]

O microbiota oral pode causar inflamação oral, mas também pode contribuir diretamente para a inflamação sistémica, o que pode aumentar o risco de desenvolvimento ou agravamento de doenças sistémicas. Diferentes periodontopatógenos periodontais têm sido associados à patogénese de diferentes doenças, sendo encontrados em lesões específicas de doenças, como a aterosclerose, a doença de Alzheimer ou a artrite reumatoide. 5[4, 55,56]

Relação entre a doença periodontal crónica e a artrite reumatoide:

A doença periodontal crónica e a artrite reumatoide são duas doenças inflamatórias sistémicas crónicas de origem multifatorial frequentemente diagnosticadas nos idosos. Ambas as doenças são caracterizadas por inflamação crónica, destruição óssea, danos nos tecidos moles, uma resposta imunitária celular e humoral semelhante e um contexto genético comum. A relação entre a periodontite e a artrite reumatoide é dada pelo aumento significativo e constante de mediadores genéticos e inflamatórios, bem como de produtos microbianos: endotoxinas. A avaliação da atividade da doença é essencial para a tomada de decisões terapêuticas e para estabelecer o prognóstico dos doentes com artrite reumatoide.[52, 53, 57,58, 59, 60,61]

A doença periodontal e a artrite reumatoide são duas doenças inflamatórias com uma patogénese comum. Pensa-se que esta ligação entre as duas doenças é bidirecional, ou seja, os doentes com artrite reumatoide teriam uma maior incidência de doença periodontal e vice-versa. [53]

Tanto a artrite reumatoide como a doença periodontal têm muitas caraterísticas patológicas comuns, mostradas abaixo:

Relação inflamatória entre as duas doenças:

A inflamação crónica, tal como a observada na doença periodontal, produz uma carga inflamatória sistémica que pode afetar outras condições sistémicas. De facto, muitos autores concluem que a inflamação deve ser a ligação entre a doença periodontal e a artrite reumatoide. [53]

Os mecanismos inflamatórios da doença periodontal resultam numa destruição dos tecidos moles e do osso periodontal semelhante ao padrão de destruição das articulações na artrite reumatoide. Além disso, ambos os processos apresentam uma reação inflamatória exagerada, regulada pela infiltração de células imunitárias, enzimas e citocinas. Tanto assim é que se propôs que a relação se produz por um mecanismo que se denominou modelo de duplo golpe, no qual um primeiro golpe seria uma inflamação extra-sinovial como a que pode ocorrer na doença periodontal, seguida de um segundo golpe no qual se induziria uma resposta exacerbada nas articulações que produziria a artrite reumatoide. Do mesmo modo, o tabagismo também foi proposto como um possível fator que produz o primeiro golpe. O tabaco, que é um fator de risco tanto na artrite reumatoide como na doença periodontal, tem a capacidade de produzir proteínas citrulinadas, o que, em indivíduos susceptíveis, poderia resultar na produção de anticorpos anti-proteínas citrulinadas que, anos mais tarde, num segundo golpe, levariam à artrite, provocando uma resposta imunitária na membrana sinovial das articulações. Suspeita-se que possa haver indivíduos que tenham um fenótipo inflamatório, com uma predisposição para várias doenças inflamatórias. [53]

Nestas duas patologias, existe uma reação inflamatória exagerada que resulta na ativação do sistema complemento e na produção de mediadores pró-inflamatórios, citocinas e substâncias que levam à destruição dos tecidos moles e ósseos em redor dos dentes e das articulações, bem como à sua cronificação. Foi também sugerido que as alterações microvasculares periodontais podem desempenhar um papel na relação entre as duas doenças, uma vez que os doentes com artrite reumatoide têm uma microcirculação sanguínea periodontal caraterística. As anomalias encontradas nos doentes com artrite reumatoide consistiam em pequenas alças alongadas, micro-hemorragias, capilares de baixa densidade e alterações subcapilares visíveis no plexo venoso. As hipóteses sobre o mecanismo patogénico da lesão vascular propõem que ocorra a precipitação de auto-anticorpos e complexos imunes circulantes nas paredes dos vasos, considerados as principais causas de lesão. A lesão vascular está correlacionada com a produção de osteopretogerina pelas células endoteliais, embora esta seja necessária para uma boa homeostase vascular. [53]

Papel das bactérias periodontopatogénicas:

A infeção local que conduz à inflamação na doença periodontal tem sido proposta como um possível mecanismo de desencadeamento de processos inflamatórios sistémicos ou de propagação da infeção. Porphyromonas gingivalis, Tannarella forsythia e Treponema denticola desempenham um papel importante na ativação da destruição periodontal; iniciam uma resposta imunitária mediada por neutrófilos, monócitos e linfócitos T e B. [62, 63, 64]

Durante a inflamação, ocorre a citrulinação de péptidos ou proteínas, que é a conversão do aminoácido arginina em citrulina e ocorre sob a ação da enzima peptidil arginina desaminase. Esta enzima induz a citrulinação de certas proteínas em antigénios, que são reconhecidos por anticorpos anti-péptidos citrulinados cíclicos. Estes anticorpos são marcadores específicos da artrite reumatoide e encontram-se em 80% dos doentes com uma especificidade de 99%. São produzidos na membrana sinovial inflamada. Estudos demonstram que os níveis destes anticorpos são significativamente mais elevados em doentes com artrite reumatoide com doença periodontal avançada do que em doentes com artrite reumatoide sem doença periodontal.[64, 65, 66,67]

A peptidil arginina desaminase é uma enzima expressa por células inflamatórias: linfócitos T e B, neutrófilos, eosinófilos, monócitos, células NK e macrófagos da membrana sinovial, e também pela bactéria Porphyromonas gingivalis. Por sua vez, a Porphyromonas gingivalis é a única bactéria que expressa a enzima peptidil arginina desaminase. Isto é indicativo do conceito de que a infeção por este microrganismo pode induzir ou acelerar a artrite reumatoide, facilitando a presença de antigénios e a produção de anticorpos. Os anticorpos contra Porphyromonas gingivalis encontram-se em concentrações mais elevadas em doentes com artrite reumatoide, o que está relacionado com a presença de anticorpos anti-péptido citrulinado cíclico. A presença de anticorpos contra essa bactéria no soro e no líquido sinovial e sua identificação no DNA de pacientes com artrite reumatoide reforça essa hipótese.67 Além disso, as citocinas pró-inflamatórias IL-23 e IL-17 e os seus receptores também desempenham um papel importante na imunopatologia destas doenças. A IL-23 ativa e expande os clones Th17 através da IL-23R e promove a produção de IL-17 e RANKL; no entanto, a IL-23R solúvel pode bloquear o recetor da IL-23, inibindo a sinalização da IL-23. A IL-17, através da IL-17RA, pode ativar fibroblastos e macrófagos que expressam RANKL, que ativa os precursores dos osteoclastos e inicia a erosão óssea nas articulações e no osso alveolar. [67] Tal como o recetor solúvel de IL-23R, o IL-17RA solúvel pode bloquear a IL-17A e inibir a sua sinalização. Outros marcadores bioquímicos:

A proteína c-reactiva é uma proteína de fase aguda que é sintetizada no fígado e é elevada no soro em condições inflamatórias. Tem sido utilizada como um marcador de inflamação associado à artrite reumatoide e foi proposto que pode estar aumentada em doentes com doença periodontal, embora exista um baixo nível de evidência para esta afirmação. [68]

O fator reumatoide é um anticorpo não específico utilizado no diagnóstico da artrite reumatoide, embora existam 15% de doentes com artrite reumatoide que não manifestam este marcador. A presença deste marcador foi estudada em doentes com doença periodontal, embora não tenha sido demonstrada evidência estatisticamente significativa em doentes com artrite reumatoide e doença periodontal. A taxa de sedimentação de eritrócitos é uma técnica utilizada para determinar a presença de inflamação sistémica e tem sido utilizada como auxiliar de diagnóstico na determinação da artrite reumatoide.[68]

Vias comuns de destruição de tecidos:

A doença periodontal crónica mostra um perfil inflamatório comum com a artrite reumatoide, apresentando padrões semelhantes de destruição de tecidos duros e moles. As semelhanças entre elas surgem a nível molecular e celular. [68]

Níveis persistentemente elevados de citocinas pró-inflamatórias, como a IL-1 beta, a IL-6 e o TNF-alfa, e níveis baixos de citocinas anti-inflamatórias, como a IL-10, estão correlacionados com a destruição de tecidos duros e moles nas articulações e no osso alveolar na artrite reumatoide e na doença periodontal, respetivamente. Sabemos que existe um aumento da expressão de IL-1, 6, 8 e TNF-alfa na presença de Porphyromonas gingivalis. [68]

A IL-17 tem sido particularmente proeminente na patogénese da artrite reumatoide. É produzida pelas células T-helper 17 e induz a libertação de mediadores inflamatórios, incluindo os responsáveis pela destruição do osso e da cartilagem sinovial. As células TH 17 e IL-17 foram identificadas na doença periodontal crónica e a bactéria Porphyromonas gingivalis estimula a sua expressão. [68]

Factores genéticos comuns:

Tem sido sugerido que ambas as doenças partilham uma ligação genética e alguns autores sugerem que os anticorpos desenvolvidos durante a infeção periodontal ou o próprio agente patogénico periodontal conduzem ao desenvolvimento da artrite reumatoide.[68]

A correlação mais importante entre a doença periodontal e a artrite reumatoide está associada ao gene HLA-DRB1. O epítopo partilhado é um grupo de alelos do complexo principal de histocompatibilidade e é o fator de risco genético mais forte para a artrite reumatoide, e aparece nos mesmos alelos que foram associados à rápida progressão da doença periodontal, indicando que as duas doenças podem partilhar caraterísticas imunogenéticas comuns. [68]

Factores de risco comuns:

Os factores de risco mais comuns que influenciam ambas as doenças são:

· O tabaco.

· Idade e imunodeficiência: A idade deteriora o sistema imunitário, levando a um comprometimento que causa uma deterioração progressiva tanto na doença periodontal como na artrite reumatoide.

· Exposição a microrganismos: Foram observados níveis elevados de Porphyromonas gingivalis em adultos com mais de 60 anos de idade com doença periodontal crónica.

· Stress e baixo estatuto socioeconómico: o stress provoca uma desregulação do sistema imunitário através de interações complexas com o eixo neuroendócrino. Na doença periodontal, este fator, para além de gerar uma alteração direta da resposta imunitária, pode intervir através de comportamentos pouco saudáveis, que aumentam o risco de desenvolvimento da doença periodontal. Em muitos doentes, observou-se que as primeiras manifestações e os surtos sintomáticos da artrite reumatoide são precedidos por períodos de stress ou de aumento do tabagismo. [68]

Terapia comum em ambas as doenças:

Existem várias terapias utilizadas no tratamento da artrite reumatoide que têm um efeito benéfico na doença periodontal:

· Anti-inflamatórios não esteróides: Os anti-inflamatórios não esteróides sistémicos, como o naproxeno, quando administrados diariamente durante três anos, reduzem significativamente a perda óssea alveolar e a dor e inflamação na artrite reumatoide.

· Corticosteróides: Inibem as citocinas inflamatórias como a IL-1, 8 e o TNF-alfa, reduzindo a resposta inflamatória em ambas as doenças.

· Medicamentos anti-reumáticos: atenuam os sintomas da artrite reumatoide e podem afetar a progressão da perda óssea, mas não melhoram os sintomas periodontais. Um inconveniente da sua utilização é a toxicidade, pelo que foram restringidos para o tratamento da doença periodontal.

· Agentes anti-TNF-alfa: Utilizados no tratamento da artrite reumatoide, demonstram eficácia terapêutica nesta doença e também apresentam efeitos benéficos na doença periodontal.

· Outros agentes anti-citocinas são benéficos na artrite reumatoide, mas não foram testados na doença periodontal.

· Tetraciclinas: A doxiciclina em doses subantimicrobianas foi aprovada para a modulação da doença periodontal. Na artrite reumatoide, produz bons resultados em combinação com metotrexato. A doxiciclina em doses baixas é segura e eficaz na doença periodontal. Em doses baixas com metotrexato, melhora a gravidade da artrite reumatoide.

· Bisfosfonatos: Previnem a destruição óssea em ambas as doenças. [68]

Terapia periodontal não cirúrgica:

O tratamento da doença periodontal, reduzindo ou eliminando a fonte de infeção, pode desempenhar um papel fundamental na redução do risco e da gravidade da artrite reumatoide. Na artrite reumatoide, a incapacidade física ao nível das falanges dificulta a higiene oral e promove a doença periodontal. [68]

O tratamento periodontal não cirúrgico em doentes com artrite reumatoide com doença periodontal crónica moderada a grave reduz a gravidade da artrite reumatoide ao reduzir os mediadores inflamatórios sistémicos, especialmente o TNF-alfa. A destartarização e o alisamento radicular reduzem a exposição a bactérias e às suas toxinas, melhorando assim a artrite reumatoide. Portanto, o tratamento periodontal não cirúrgico de pacientes com doença periodontal moderada-grave reduz a gravidade da artrite reumatoide. [68]

Evidência clínica da relação entre as doenças:

Foi encontrada uma relação entre a artrite reumatoide e a doença periodontal com base em índices periodontais clínicos alterados em doentes com artrite reumatoide. Pensa-se que os doentes com artrite reumatoide podem ter uma incidência significativamente mais elevada de perda óssea alveolar; também parecem ter mais dentes em falta do que os doentes não doentes com o mesmo grau de doença periodontal, o que pode dever-se a um tratamento menos conservador nos doentes com artrite reumatoide devido ao seu estado de saúde delicado. Da mesma forma, tem sido sugerido que estes pacientes podem ter maior dificuldade em manter uma higiene oral adequada, no entanto, esta falta de higiene oral só poderia explicar parcialmente a relação entre estas duas doenças. Entre os parâmetros clínicos estudados, o primeiro é o índice de placa bacteriana, onde existe uma grande variabilidade nos resultados. Foi encontrado um aumento na quantidade de placa bacteriana em pacientes com artrite reumatoide em comparação com pacientes sem a doença. [69]

A perda de dentes também foi estudada e verificou-se que é mais elevada em doentes com artrite reumatoide. A relação entre a gravidade da periodontite e a artrite reumatoide também foi estudada. Os doentes com artrite reumatoide têm uma maior prevalência de doença periodontal e também foi demonstrado que estes doentes têm maior probabilidade de ter uma forma grave de periodontite, mas a gravidade e a duração da artrite reumatoide são independentes do grau de destruição do osso alveolar. Propõe-se que a doença periodontal possa agravar a condição dos doentes com artrite reumatoide, o que se justifica pelo facto de tanto o fator reumatoide como a taxa de sedimentação de eritrócitos diminuírem quando a doença periodontal é controlada. [70]

Relação entre doença periodontal crónica e osteoporose:

Foi levantada a hipótese de que a osteoporose pode ser um fator de risco para a doença periodontal e vice-versa. Existem semelhanças entre as duas doenças. Tanto a osteoporose como as doenças periodontais são processos que partilham mecanismos patogénicos e são determinados por uma diminuição da massa óssea e por uma reabsorção óssea gradual; a sua prevalência aumenta à medida que a população envelhece. A sua progressão ou gravidade pode levar a um envolvimento local ou sistémico. [71]

Existem modelos hipotéticos que relacionam as duas condições: em particular, postula-se que a redução da densidade da massa óssea relacionada com a osteoporose acelera a reabsorção alveolar causada pela periodontite, favorecendo a invasão periodontal por bactérias. As bactérias invasoras alterariam a homeostase normal do tecido ósseo, aumentando a atividade dos osteoclastos que reduziriam a densidade óssea local e sistemicamente, quer por mecanismos diretos, através da libertação de toxinas, quer indiretamente, através da libertação de mediadores inflamatórios. [71]

A relação entre estas duas doenças é apresentada nas secções seguintes: Relação baseada na perda de tecido ósseo:

A associação entre essas doenças, definidas pela perda de massa óssea, e a perda óssea alveolar é evidente, embora essa associação não seja tão clara quando a osteoporose é estudada em relação à perda clínica de inserção epitelial ou à profundidade de sondagem, parâmetros que marcam a existência e a severidade da doença periodontal. Para além disso, a maioria dos indivíduos apresenta osteoporose e ostopenia, o que dificulta a determinação da real associação entre cada uma destas duas situações e a perda clínica de inserção separadamente, facto importante uma vez que, se a ostopenia ocorrer antes da osteoporose, podemos iniciar uma terapêutica preventiva periodontal mais ativa em pacientes diagnosticados com osteopenia e não esperar até que tenham osteoporose e provável perda óssea alveolar. [71] Relação baseada em biomarcadores e biofluidos;

Como já foi referido, a osteoporose afecta o osso maxilar com uma diminuição do osso cortical e perda de osso esponjoso, bem como certas alterações na microarquitectura óssea que podem estar implicadas na saúde oral. [71]

Os mecanismos moleculares subjacentes a esta perda óssea estão relacionados com a diminuição dos estrogénios que ocorre na osteoporose pós-menopáusica, estão relacionados com a ativação do recetor ligando o fator nuclear K e B, e com a produção excessiva de certas citocinas com efeito reabsorvente, como o fator de necrose tumoral, e as interleucinas IL_1B e IL_6, recentemente associadas à periodontite. Esta última tem sido considerada o biomarcador mais comum no fluido crevicular, dando resultados exactos e recomendando a sua utilização como indicador da progressão da doença periodontal. A utilização de tiras de papel tem sido considerada o método mais adequado e ajustado para a recolha de fluido crevicular, enquanto o ensaio de imunoabsorção enzimática pode ser considerado o método mais convencional de estudo biofluídico. [71]

Alguns dos biomarcadores sanguíneos utilizados para determinar o estado da atividade de remodelação óssea e a perda óssea também foram investigados em fluidos corporais, como a saliva e o fluido crevicular gengival. No entanto, não existem estudos conclusivos a este respeito, embora existam algumas provas de uma associação entre a osteocalcina a nível salivar e a perda de inserção clínica. [71]

Relação da osteoporose e parâmetros clínicos da periodontite:

Foi demonstrada uma relação entre a baixa massa óssea e a diminuição da perda de inserção clínica, com os níveis mais elevados de perda de inserção clínica a ocorrerem nas pessoas com menor densidade óssea e maior recessão gengival. [71]

Em mulheres em idade menopáusica, onde a osteoporose é uma doença predominante, foi observada uma relação direta entre a perda de inserção clínica grave e a baixa densidade óssea. Estas mulheres também apresentavam uma profundidade de bolsa e uma perda óssea alveolar interproximal significativamente mais elevadas em comparação com o grupo não osteoporótico. [71]

Também a presença ou ausência de placa subgengival está associada à densidade mineral óssea e ao limite amelocemental. [72]

A osteoporose está frequentemente presente em pacientes com má higiene oral e periodontite grave, concluindo que a osteoporose é um fator de risco importante para a doença periodontal e parece atuar como um impulsionador da doença periodontal.[73,74]

Os tratamentos utilizados para prevenir a osteoporose também demonstraram ter um efeito positivo na saúde periodontal. A utilização de vitamina D, suplementos de cálcio e terapia hormonal demonstraram ser benéficos no aumento da massa óssea mandibular. [74]

Conceção metodológica:

Foi efectuado um estudo observacional descritivo de corte transversal. No Serviço de Estomatologia da Policlínica Nguyen Van Troi, de janeiro de 2023 a maio de 2024. A população variou em idade de 51 a 70 anos e deu consentimento informado (Apêndice 1) para participar do estudo. A amostra foi obtida por amostragem aleatória simples e consistiu em 32 pacientes.

Critérios de inclusão:

Pacientes com um diagnóstico médico de artrite reumatoide ou osteoporose e que foram diagnosticados com gengivite e/ou periodontite no exame clínico estomatológico.

Critérios de exclusão:

Doentes com outro diagnóstico médico diferente da artrite reumatoide ou da osteoporose.

Metodologia e métodos:

Métodos:

Empírico*:* Baseado na prática diária, na experiência e na observação dos factos, permitiu a elaboração do relatório final. O formulário tinha como objetivo determinar os sintomas exactos e as caraterísticas das patologias em cada paciente. (Anexo 2) Estatístico*:* Este método foi utilizado para o tratamento dos dados.

Metodologia:

A partir de um diagnóstico médico de uma doença osteoarticular, foi criada uma ficha de acordo com o diagnóstico clínico estomatológico, que permitiu descrever a relação entre as doenças periodontais crónicas e as doenças osteoarticulares referidas.

Para o diagnóstico das doenças periodontais em termos de gengivite e periodontite, foi efectuado um exame clínico exaustivo, apoiado pela utilização de uma sonda periodontal para verificar a existência de hemorragia, a presença ou ausência de bolsas; a mobilidade dentária foi verificada com a utilização de radiografias que permitiram apreciar **a** presença ou ausência de lesões ósseas.

Operacionalização das variáveis:

Idade: de acordo com a idade na altura do estudo.

- 51 - 55 anos.
- 56 - 60 anos.
- 61 - 65 anos.
- 66 - 70 anos.

Sexo: de acordo com o género biológico.

- Homem.
- Feminino.

Sinais clínicos da doença periodontal crónica: de acordo com as caraterísticas clínicas das doenças periodontais em relação às doenças osteoarticulares.

- Gengivorragia
- Sacos verdadeiros
- Bolsas de valores virtuais
- Perda óssea
- Mobilidade dos dentes

Perda óssea: a radiografia determina a existência de perda óssea e estabelece a sua quantidade, distribuição e tipo. Pode ser do tipo:

- Horizontal: perpendicular ao eixo principal do dente.
- Vertical, angular ou oblíqua: angular ou oblíqua em relação ao eixo do dente.

Mobilidade dentária: de acordo com os critérios de Laura Lau:

- Grau 0: corresponde a um dente sem mobilidade.
- Grau 1: corresponde a uma mobilidade mínima, aproximadamente 1 mm no vestíbulo lingual ou na direção palatina.
- Grau 2: a mobilidade é superior a 1 mm na direção vestíbulo-lingual ou palatina.
- Grau 3: é a mobilidade de 2 mm ou mais na direção vestíbulo-lingual ou palatina, associada a movimento intrusivo.
- Grau 4: o dente não tem qualquer ancoragem no alvéolo, sendo retido apenas pela gengiva.

Bolsas reais: aprofundamento patológico do sulco gengival devido à destruição dos tecidos de suporte do dente e à migração do epitélio juncional na direção apical. A profundidade das bolsas à sondagem foi tida em conta:

- 3 mm
- 4 a 5 mm
- Taça > 6 mm

Factores de risco: comuns a ambas as doenças.

- PDB: presença de placa dentobacteriana
- Tabagismo: doentes que são fumadores regulares
- Stress: doentes que referem ter estado em situações de stress.
- Imunodeficiência: a presença de doenças imunodeficientes causa uma deterioração progressiva tanto da doença periodontal como da doença óssea.
- Fator genético: de acordo com a história familiar de doença periodontal.
- Xerostomia: presença ou não de diminuição do fluxo salivar
- Hábitos nocivos: presença ou ausência de hábitos capazes de influenciar tanto o aparecimento e a evolução como o tratamento de doenças. É o caso da mastigação unilateral.
- Má higiene oral: de acordo com a frequência de escovagem dos dentes: 1, 2, 3, 4, 4 ou nenhuma escovagem por dia.

Doença periodontal crónica: A doença periodontal inflamatória crónica foi considerada para o estudo.

- Gengivite: é uma inflamação das gengivas e caracteriza-se por alterações da coloração, edema e hemorragia, bem como por alterações da consistência dos tecidos.
- Periodontite: é uma doença crónica, não transmissível, inflamatória e infecciosa. Caracteriza-se por uma inflamação gengival que se estende para além da gengiva e provoca a rutura irreversível do tecido conjuntivo ligado à raiz e a reabsorção do osso alveolar.

Doenças osteoarticulares: Devido à sua maior frequência de ocorrência na população, foram utilizadas duas classificações e foi tido em conta que os doentes apresentavam apenas uma destas duas patologias.

- Osteoporose: é uma doença sistémica do esqueleto caracterizada por uma diminuição da massa óssea e pela deterioração da microarquitectura óssea.
- A artrite reumatoide é uma doença reumática crónica e autoimune que provoca

inflamação das articulações, dor, deformidade e dificuldade de movimento.

Técnicas de recolha de dados:

- A observação: enquanto técnica, permitiu obter dados diretamente do paciente e da patologia que o aflige.
- Interrogatório direto: foi efectuado através de entrevistas aos doentes.
- Formulário (Anexo 2): neste caso foi fundamental, pois forneceu dados particulares de cada paciente que permitiram efetuar um diagnóstico preciso e estabelecer uma relação entre a presença de doenças osteoarticulares e a doença periodontal.

Métodos de tratamento, análise de dados e técnicas a utilizar:

Os dados foram armazenados num ficheiro de dados com o programa estatístico profissional SPSS versão 22 para Windows, a informação foi apresentada em tabelas e gráficos estatísticos, na sua descrição foram calculadas frequências absolutas e percentagens. Para a análise, foram utilizados testes não paramétricos, como o teste do Qui-quadrado para a independência dos factores.

Considerações éticas:

O estudo foi conduzido de acordo com as normas éticas internacionais para a investigação experimental e biomédica em seres humanos, tais como o Código de Nuremberga, a Declaração de Helsínquia I e II, os Princípios de Ética Médica das Nações Unidas, as Diretrizes Éticas do CIOMS, a Declaração Universal sobre o Genoma Humano e os Direitos Humanos e as normas éticas nacionais, tais como os princípios da Ética Médica. Normas éticas de boas práticas na experimentação humana. Estas normas éticas foram tidas em conta desde a conceção do projeto de investigação e foi assegurado o seu cumprimento rigoroso ao longo de todo o processo de estudo, culminando na apresentação dos resultados.

A informação obtida foi utilizada apenas para este fim, foi explicado a cada paciente em que consistiria o estudo, foi esclarecido que não implicaria qualquer dano para a sua saúde, neste sentido elaborámos um modelo de consentimento informado (Anexo 1), que cada paciente assinou dentro dos princípios básicos a ter em conta, de forma a satisfazer os requisitos morais, éticos e legais na investigação com seres humanos e a não violar os princípios bioéticos da beneficência, não maleficência, autonomia e justiça.

Resultados:

Tabela 1. Distribuição de acordo com a idade e o sexo em pacientes com Doença Periodontal Crónica e Doenças Osteoarticulares. Policlínica Nguyen Van Troi. Cascajal. Santo Domingo (janeiro de 2023 a maio de 2024).

Idade	Sexo				Total	
	Feminino		Masculino			
	Não.	%	Não.	%	Não.	%
51 - 55		9,4	3	9,4		18,8
56-60	4	12,5	5	15,6	9	28,1
61-65	6	18,8	4	12,5	10	31,3
66-70	5	15,6	2	6,3	7	21,9
Total	18	56,3		43,8	32	100

Fonte: Formulário

$^{2}X = 1{,}750$ p = 0,710 Não significativo

Observou-se um predomínio do sexo feminino com 18 doentes, ou seja, 56,3% do total. O sexo masculino foi representado por 14 doentes, representando 43,8% do total. Os grupos etários mais representados foram os dos 61-65 e 56-60 anos, com 10 doentes no primeiro grupo, representando 31,3% do total, e 9 no segundo grupo, representando 28,1%. O grupo etário menos representado foi o dos 51-55 anos, com 3 doentes do sexo feminino e 3 do sexo masculino. A diferença entre os sexos e os grupos etários não foi significativa.

Tabela 2: Relação entre a doença periodontal crónica e o género.

Doença Periodontal crónica	Sexo				Total	
	Feminino		Masculino			
	Não.	%	Não.	%	Não.	%
Gengivite crónica	5	15,6		18,8	11	34,4
Periodontite crónica	13	40,6	8	25,0	21	65,6
Total	18	56,3	14	43,8		100

Fonte: Formulário

$^{2}X = 0{,}794$p = 0,465 Não significativo

Observou-se um predomínio da periodontite crónica com 21 pacientes, para 65,6% do total, com uma maior representação do sexo feminino com 13 pacientes, o que representou 40,6% do total. A gengivite crónica esteve presente em 11 pacientes, representando 34,4%, e foi maioritariamente representada pelo sexo masculino com 6 pacientes para 18,8% do total. Estes resultados demonstram que os doentes têm maior probabilidade de sofrer de periodontite crónica. Não houve significância estatística neste caso.

Tabela 3: Relação entre a doença periodontal crónica e a idade.

Idade	Doença periodontal crónica				Total	
	Gengivite crónica		Periodontite crónica			
	Não.	%	Não.	%	Não.	%
51 - 55	4	12,5	2	6,3	6	18,8
56-60	3	9,4	6	18,8	9	28,1
61-65	3	9,4	7	21,9	10	31,3
66-70	1	3,1	6	18,8	7	21,9
Total	11	34,4	21	65,6	32	100,0

Fonte: Formulário

$^2X = 3,679$ $p = 0,298$ Não significativo

O grupo etário mais afetado pela periodontite crónica foi o dos 61-65 anos, com 7 doentes, representando 21,9%, seguido dos 56-60 anos e dos 66-70 anos, com 6 doentes cada, representando 18,8%. O grupo menos representativo neste caso foi o dos 51-55 anos, com 2 doentes, representando 6,3%. A gengivite crónica foi mais representada no grupo etário dos 51-55 anos, com 4 doentes, representando 12,5%, e foi menos representada no grupo etário dos 66-70 anos, com apenas um doente. Estes resultados mostraram que houve uma maior frequência de doença periodontal no grupo etário dos 61-65 anos. Estes dados não foram estatisticamente significativos.

Tabela 4: Relação entre Doenças Osteoarticulares e Sexo.

Doenças Osteoarticulares	Sexo				Total	
	Feminino		Masculino			
	Não.	%	Não.	%	Não.	%
Osteoporose	11	34,4	9	28,1	20	62,5
Artrite reumatoide		21,9	5	15,6	12	37,5
Total	18	56,3	14	43,8		100

Fonte: Formulário

X2 = 0,794 p = 0,465 Não significativo

Observou-se um predomínio da osteoporose com 20 pacientes, para 62,5% do total, e houve uma maior representação no sexo feminino com 11 pacientes, o que representou 34,4% do total. A artrite reumatoide esteve presente em 12 pacientes, perfazendo 37,5%, e a maior representatividade foi no sexo feminino com 7 pacientes perfazendo 21,9% do total. Estes resultados demonstraram que o sexo feminino é mais propenso a sofrer destas patologias devido às alterações hormonais que ocorrem neste género ao longo dos anos. Os valores obtidos não foram significativos.

Tabela 5: Relação entre Doenças Osteoarticulares e Idade.

Idade	Doenças osteoarticulares				Total	
	Osteoporose		Artrite reumatoide			
	Não.	%	Não.	%	Não.	%
51 - 55	4	12,5	2	6,3	6	18,8
56-60	6	18,8	3	9,4	9	28,1
61-65		21,9	3	9,4	10	31,3
66-70	3	9,4	4	12,5	7	21,9
Total	20	62,5	12	37,5	32	100

Fonte: Formulário

^{2}X = 3,679 p = 0,298 Não significativo

O grupo etário mais afetado pela osteoporose foi o dos 61-65 anos, com 7 doentes, representando 21,9%, seguido dos 56-60 anos e dos 51-55 anos, com 6 e 4 doentes, respetivamente, representando 18,8% e 12,5%. O grupo menos representativo neste caso foi o dos 66-70 anos, com 3 doentes. A artrite reumatoide foi mais representada no grupo etário dos 66-70 anos, com 4 doentes, representando 12,5%, e foi menos representada no grupo etário dos 51-55 anos, com 2 doentes. Os dados mostram que no grupo etário dos 61-65 anos houve uma maior frequência de casos com doença periodontal. Os dados não foram estatisticamente significativos.

Tabela 6: Relação entre os sinais clínicos da doença periodontal crónica e as doenças osteoarticulares.

Sinais de Doença Periodontal Crónica	Artrite reumatoide		Osteoporose		Total	
	Não.	%	Não.	%	Não.	%
Gengivorragia		34,4	18	56,3	29	90,6
Trocas virtuais	8	25	3	9,4		34,4
Sacos verdadeiros	4	12,5	17	53,1	21	65,6
Perda óssea		12,5	17	53,1	21	65,6
Mobilidade Dentária		12,5	17	53,1	21	65,6

Fonte: Formulário

X2 = 3,679 p = 0,298 Não significativo

O sinal clínico predominante foi a gengivorragia, com 29 pacientes, ou seja, 90,6 %. Para além disso, a presença de bolsas reais, a perda óssea e a mobilidade dentária foram de igual valor com 21 pacientes para 65,6%, e em maior grau no caso da osteoporose com 18 pacientes para 56,3%. Em menor grau foi a presença de bolsas virtuais com 11 pacientes (34,4%). Demonstrando assim que os sinais clínicos fundamentais da doença periodontal crónica estavam presentes em doentes com doença osteoarticular subjacente. Estes dados não foram significativos.

Tabela 7: Relação entre perda óssea e doenças osteoarticulares.

Perda óssea	Artrite reumatoide		Osteoporose		Total	
	Não	%	Não	%	Não	%
Horizontal	1	4,8		9,5	3	14,3
Vertical		14,3	15	71,4	18	85,7
Total	4	19,1	17	80,9	21	100

Fonte: Formulário

$^2X = 8,875$ $p = 0,003$ Muito significativo

Na análise da perda óssea, esta esteve presente em 21 pacientes. O tipo de perda óssea predominante foi a vertical ou angular com 18 pacientes (85,7%) e a perda óssea horizontal em apenas 3 pacientes (14,3%). A presença de perda óssea foi mais evidente no caso da osteoporose, com 17 pacientes (80,9%). Isto mostrou que o osso alveolar em pacientes com doenças osteoarticulares, como a artrite reumatoide e a osteoporose, foi significativamente reabsorvido, o que foi de grande importância para o estudo.

Tabela 8 - Relação entre mobilidade dentária e doenças osteoarticulares.

Mobilidade dos dentes	Artrite reumatoide		Osteoporose		Total	
	Não.	%	Não.	%	Não.	%
Grau 1	0	0,0	0	0,0	0	0,0
Grau 2	1	4,8	2	9,5		14,3
Grau 3	1	4,8	5	23,8	6	28,6
Grau 4	2	9,5	10	47,6	12	57,1
Total	4	19,1		80,9	21	100

Fonte: Formulário

$^2X = 4,184$ $p = 0,382$ Não significativo

A mobilidade dentária estava presente em 21 doentes. Foi mais acentuada nos doentes com osteoporose, ocorrendo em 17 doentes (80,9%) e no caso da artrite reumatoide em 4 doentes (19,1%). O tipo de mobilidade predominante foi o grau 4 com um total de 12 doentes (57,1%), seguido do grau 3 com 6 doentes (28,6%), do grau 2 com 3 doentes (14,3%) e do grau 1 sem nenhum doente. Tratou-se de um sinal clínico que não foi significativo para o estudo.

Tabela 9. Relação entre sacos reais e doenças osteoarticulares.

Sacos Real	Artrite reumatoide		Osteoporose		Total	
	Não	%	Não	%	Não	%
3 mm	0	0,0	1	4,8	1	4,8
4 a 5 mm	1	4,8	2	9,5	3	14,3
taça> 6 mm	3	14,3	14	66,7	17	80,9
Total	4	19,1		81	21	100

Fonte: Formulário

$^{2}X = 8,875$ $p = 0,003$ Muito significativo

Quando as bolsas reais foram medidas no grupo de bolsas maiores ou iguais a 6 mm, o maior número de pacientes foi encontrado com 17, o que representou 80,9%. Seguiu-se o grupo de 4 a 5 mm com 3 doentes (14,3%). As bolsas de 3 mm foram encontradas em apenas 1 paciente (4,8%). Isto mostrou que o aprofundamento patológico do sulco gengival era de grande importância, uma vez que a maioria dos doentes o apresentava e o seu valor era de grande significado.

Tabela 10: Factores de risco associados à doença periodontal crónica e às doenças osteoarticulares.

Factores de risco	Doença periodontal crónica				Doenças Osteoarticulares			
	Gengivite		Periodontite		Osteoporose		Artrite reumatoide	
	Não	%	Não	%	Não	%	Não	%
APO	11	34,4	21	65,6	16	50,0	7	21,9
Tabaco	6	18,8	12	37,5	10	31,3	9	28,1
Stress	11	34,4	20	62,5	20	62,5	12	37,5
Imunodeficiências	2	6,3	3	9,4	10	31,3	10	31,3
Genética	10	31,3	12	37,5	14	43,8	8	25
Xerostomia	1	3,1	8	25	12	37,5	10	31,3
Hábitos nocivos	6	18,8	13	40,6	2	6,3	1	3,1
Má higiene oral	10	31,3	19	59,4	14	43,8	8	25

Fonte: Formulário

Os factores de risco com maior incidência de doenças periodontais foram a presença de APO, o stress e a má higiene oral com 11 doentes com APO e stress e 10 com má higiene oral para a gengivite crónica, representando 34,4% e 31,3% respetivamente; no que diz respeito à periodontite crónica estes factores também predominaram com 21 doentes com APO para 65,6%, stress com 20 doentes para 62,5% e má higiene oral com 19 doentes para 59,4%. No que diz respeito às doenças osteoarticulares, no caso da osteoporose, o stress foi mais representativo com 20 pacientes representando 62,5% e a presença de placa dentária com 16 pacientes representando 50%. No caso da artrite reumatoide, foi também o stress, mas com 12 doentes, representando 37,5%, seguido da xerostomia e das imunodeficiências, ambas com 10 doentes, representando 31,3%. Estes resultados mostraram que o stress desempenhou um papel importante tanto na ocorrência de periodontopatias como no desenvolvimento de doenças ósseas.

Tabela 11: Relação entre a doença periodontal crónica e a osteoporose.

Doença Periodontal crónica	Osteoporose			
	Sim		Não.	
	Não.	%	Não.	%
Gengivite crónica	3	9,4	8	25,0
Periodontite crónica	17	53,1	4	12,5
Total	20	62,5	12	37,5

Fonte: Formulário

X2 = 8,875 p = 0,003 Muito significativo

A periodontite crónica foi a doença periodontal mais prevalente nos doentes com osteoporose, com 17 doentes, representando 53,1% do total. A gengivite crónica teve 3 doentes, representando 9,4%. Observou-se que a osteoporose e a periodontite, tendo padrões de destruição óssea semelhantes, se manifestaram em combinação em maior grau nos doentes e a sua relação teve um elevado significado na análise estatística.

Tabela 12. Relação entre a Doença Periodontal Crónica e a Artrite Reumatoide

Doença periodontal crónica	Artrite reumatoide			
	Sim		Não.	
	Não.	%	Não.	%
Gengivite crónica	8	25,0	3	9,4
Periodontite crónica		12,5	17	53,1
Total	12	37,5	20	62,5

Fonte: Formulário

$^2X = 8,875$ $p = 0,003$ Muito significativo

A doença periodontal mais prevalente em relação à artrite reumatoide foi a gengivite crónica, com 8 doentes, representando 25,0% do total. No caso da periodontite crónica, houve 4 doentes que manifestaram ambas as doenças ao mesmo tempo, o que constituiu 12,5% do total. Este facto demonstra uma ligação mais forte entre a artrite reumatoide e a gengivite. A relação entre estas doenças foi altamente significativa.

Discussão dos resultados:

Observou-se que o grupo etário mais afetado pela doença periodontal crónica e pelas doenças osteoarticulares foi o dos 61-65 anos e o sexo foi o feminino. [145371]Estes resultados coincidem com os obtidos por González Febles neste grupo etário; no entanto, diferem dos resultados de Soto e Garrido tanto no sexo como no grupo etário. [58]Antúnez relatou maior afetação na faixa etária de 35-49 anos, semelhante ao presente estudo, mas não coincidiu em relação ao sexo. Não foi encontrada relação estatisticamente significativa entre idade e sexo. [60]Também foi semelhante ao de Camaño , em cujo estudo predominou o sexo feminino.

Segundo os critérios da autora, entre os 51 e os 55 anos de idade, as mulheres sofrem uma série de perturbações hormonais ligadas à menopausa, o que faz com que comecem a sofrer de sintomas orais típicos desta situação fisiológica. Refere ainda que, nesta fase, em geral, começam a surgir novas patologias sistémicas que levam a uma falta de preocupação com a saúde oral.

[22]Loredo afirmou que a maior afetação em termos de género pode estar relacionada com o facto de o género feminino ser mais suscetível à morbilidade dentária. [57]Iglesias Estrada relatou resultados diferentes, com as condições mais frequentes ocorrendo em homens.

A doença periodontal foi diagnosticada de acordo com as caraterísticas clínicas e os achados radiográficos. A periodontite crónica predominou e a gengivite crónica foi a menos representada. O sexo feminino foi predominante. [5]De acordo com um estudo de Heras Barsallo , a gengivite crónica predominou sobre a periodontite crónica devido à cobertura dos serviços que, com um tratamento atempado, impediu que a doença progredisse para uma fase mais avançada. Foi influenciada por factores sócio-económicos e sócio-culturais. O que não foi condizente com a presente pesquisa.

De acordo com as faixas etárias da amostra, predominou a faixa etária de 61 a 65 anos. Este comportamento mostrou que este grupo etário era mais suscetível de desenvolver doença periodontal crónica. [31]Villegas Rojas relata que, de acordo com a idade, a doença periodontal foi mais ou menos frequente, o que dependeu das caraterísticas de cada paciente, mas a maioria foi mais frequente na idade adulta, o que reafirmou os resultados obtidos nesta pesquisa.

No caso das doenças osteoarticulares, o sexo feminino também predominou e a osteoporose foi mais prevalente que a artrite reumatoide. [1559]Autores como Almutairi e Armas concordaram com esses dados em seus estudos. [62]No estudo de Bedoya , o sexo masculino predominou na análise das doenças osteoarticulares em trabalhadores do sector agrícola. O presente estudo demonstrou com estes dados pontos de coincidência em relação à doença periodontal.

[6]A idade de 61 a 65 anos foi predominante para os pacientes com doenças osteoarticulares, como foi relatado por Pino Falconí 4, que afirmou: Em todos os casos e à medida que a idade dos participantes aumentou, os valores densitométricos das mulheres com periodontite foram menores do que os das mulheres sem periodontite.

Os sinais clínicos predominantes da doença periodontal crónica em relação às doenças osteoarticulares foram a gengivorreia, as bolsas virtuais, as bolsas reais, a perda óssea e a mobilidade dentária. Onde predominou a gengivorreia.

[5352]O autor Soto-Gil referiu um aumento da taxa de hemorragias e de cateterização em doentes com artrite reumatoide, embora para Dris Hamed não tenha havido qualquer diferença neste parâmetro.

[10]Na literatura, o estudo do autor Katz JD encontrou diferenças significativas na perda de inserção e bolsas periodontais, que eram significativamente maiores em pacientes com artrite reumatoide. [13]Em contrapartida, a análise efectuada por Molon RS não encontrou diferenças entre os doentes com artrite reumatoide e os doentes sem artrite reumatoide.

[68]Embora tenham sido demonstradas diferenças entre os doentes com artrite reumatoide com e sem doença periodontal, os resultados não são estatisticamente significativos, como foi o caso do investigador Ferrer F. na sua análise.

Relativamente à osteoporose, tem sido relatada uma relação entre a baixa massa óssea e a diminuição da perda de inserção clínica, como no caso do estudo científico de Fonseca A. em mulheres menopáusicas. [77] que mostrou que os maiores níveis de perda de inserção clínica foram encontrados naquelas com menor densidade óssea, além de profundidade de bolsa e perda óssea alveolar interproximal significativamente maiores em relação ao grupo não osteoporótico, o que coincidiu com os valores relatados neste estudo, onde a presença de bolsas reais e a perda óssea vertical foram predominantes. [72]Também a presença ou ausência de placa subgengival foi associada à densidade mineral óssea e ao limite amelocementário, tal como referido por Manjunath SH na sua investigação.

[7374]Concordou este relatório com o estudo recente do autor Mongkornkarn S., que mostrou que os doentes com higiene oral reduzida e periodontite grave também tinham osteoporose. Um outro estudo de Ayed MS. concluiu que a osteoporose era um fator de risco importante para a doença periodontal e parecia atuar como um motor da doença periodontal.

No que diz respeito aos factores de risco comuns às doenças em questão, o stress e a presença de placa dentobacteriana foram relevantes, com valores mais elevados tanto para as doenças periodontais como para as doenças osteoarticulares. [53]Foi demonstrado um aumento da quantidade de placa dentobacteriana em pacientes com artrite reumatoide em comparação com pacientes sem a doença, tal como relatado por Soto-Gil . [29]Outro estudo, realizado por Cuenca Miño, mostrou que os níveis de anticorpos eram significativamente mais elevados em doentes com artrite reumatoide e doença periodontal avançada do que em doentes com artrite reumatoide sem doença periodontal. [75]No entanto, Borja Ibarra K. não encontrou tais diferenças e até observou alguma melhoria na quantidade de placa bacteriana em doentes com artrite reumatoide. No que diz respeito ao stress, foi revelado que este produz uma desregulação do sistema imunitário, através de interações complexas com o eixo neuroendócrino. Na doença periodontal, este fator, para além de alterar diretamente a resposta imunitária, pode intervir através de comportamentos pouco saudáveis, que aumentam o risco de desenvolvimento da doença periodontal. [52]Em muitos pacientes, observou-se que as primeiras manifestações e os surtos sintomáticos da artrite reumatoide eram precedidos por períodos de stress, tal como constatado nos estudos de Dris Hamed e Guevara [11].

O estudo provou a ligação entre a doença periodontal e a osteoporose, que prevaleceu no caso da periodontite. [16]Concordou com as conclusões de Vizcaino Bautista, que argumentou que havia semelhanças entre as duas doenças. Tanto a osteoporose como as doenças periodontais são processos que partilham mecanismos patogénicos e são determinados por uma diminuição da massa óssea e por uma reabsorção óssea gradual; apresentam uma prevalência que aumenta à medida que a população envelhece. A sua progressão ou gravidade pode levar a um envolvimento local ou sistémico. [17]Discordaram do estudo de Jordan PM que afirmava que os dados não eram suficientemente conclusivos para estabelecer uma forte relação entre as duas doenças.

Quando analisámos a doença periodontal e a artrite reumatoide, pudemos ver como estavam mais estreitamente relacionadas com a gengivite. Ambas as doenças se caracterizavam por uma inflamação crónica, danos nos tecidos moles, uma resposta imunitária celular e humoral semelhante e um fundo genético comum. [61]Quanto à relação entre a periodontite e a artrite reumatoide, esta foi dada pelo aumento significativo e constante de mediadores genéticos e inflamatórios, bem como de produtos de endotoxinas microbianas, caraterísticas comuns demonstradas pelo autor Hernandez Batista na sua análise.

[76]Os resultados obtidos durante esta investigação não coincidiram com o estudo de Rodríguez Lozano et al. onde foi observada uma associação estatisticamente significativa entre periodontite e artrite reumatoide. Em comparação com os controlos, os doentes com artrite reumatoide apresentaram um pior estado periodontal, o que foi estatisticamente significativo. Após a modelação da regressão ordinal, foi observada

uma associação estatisticamente significativa entre a gravidade da periodontite e a atividade da artrite reumatoide.

Conclusões:

O estudo concluiu que o grupo etário mais afetado era o dos 61-65 anos, com uma maior proporção de mulheres.

Verificou-se um predomínio de sinais clínicos de doença periodontal crónica, sendo a gengivorreia a mais proeminente, seguida da presença de bolsas verdadeiras, perda óssea e mobilidade dentária em relação às doenças osteoarticulares artrite reumatoide e osteoporose.

Os factores de risco com maior incidência de doença periodontal crónica foram a presença de DRP e o stress.

Foi demonstrada uma relação entre as doenças periodontais gengivite crónica e periodontite crónica e as doenças osteoarticulares artrite reumatoide e osteoporose. Os pacientes com osteoporose estavam mais associados à ocorrência de periodontite crónica. Os doentes com artrite reumatoide estavam mais associados à gengivite crónica.

Referências bibliográficas:

1 Uzho Cabrera AJ. Diabetes mellitus e doença periodontal em pacientes jovens [Internet]. Guayaquil: [s.l] 2019.(Citado 2024,Jan 21). Disponível em: http://repositorio.ug.edu.ec/bitstream/redug/44269/1/UZHOalonso.pdf

2' A OMS estima que as doenças orais afectam quase 3,5 mil milhões de pessoas [Internet]. Madrid; 2023.(Citado em 2023 ,Jun 11) Disponível em: https://www.infosalus.com/salud-investigacion/noticia))who-estimates-oral-diseases-affect-almost-3500-million-persons-20200320140129.html

3. Mamani Cahuata Balia. A doença periodontal como fator de risco para doenças sistémicas na América Latina. Revisão bibliográfica. Peru. 2021

4 Bilgin Cetin, M., Sezgin, Y., Nisanci Yilmaz, M. N., & Köseoglu Sezgin, C. . Avaliação das calcificações da artéria carótida em radiografias panorâmicas digitais e sua relação com a condição periodontal e fatores de risco cardiovascular. Jornal Internacional de Odontologia.(2020) doi: 10.1111/idj.12618

5. Heras Barsallo MR. Prevalência da doença periodontal em adultos na América Latina [Internet]. 2021.(Citado 2024,Feb 16) Disponível em: https://dspace.ucacue.edu.ec/handle/ucacue/11337

6. Gamonal J, Bravo J, Malheiros Z, Stewart B, Morales A, Cavalla F, Gomez M. Doença periodontal e seu impacto no estado geral de saúde na América Latina. Secção I: Introdução (parte I). Braz Oral Res. 2019; 34(1):e024.

7' González Díaz ME e coletivo de autores. Compêndio de Periodontia. Havana: Editorial Ciencias Médicas; 2017.

8' Morffi Serrano Y. Impacto social e económico das periodontopatias na população. CCM [Internet] 2015 [citado 2023, abr 12];19(2): [aprox. 6 p.]. Disponível em:

http://scieloprueba.sld.cu/scielo.php?script=sci_arttext&pid=S1560-43812015000200017&lng=es&nrm=iso

9' Hartvigsen J, Hancock MJ, Kongsted A, et al. O que é a dor lombar e por que precisamos prestar atenção. Lancet 2018; 391: 2356-67.

10. Katz JD, Walitt B. Doenças reumáticas em adultos mais velhos. Rheum Dis Clin N Am. 2018 [Acessado em 2023, 14 de junho]; 44(3): 13-14. Disponível em: https://doi.org/10.1016/j.rdc.2018.05.001

11 Guevara Acurio Ángela Lissette, Ramos Veintimilla Wendy Yadira, Guevara Leguisano Daniel Asdruval, Pino Falconí Pablo Ernesto. Abordagens terapêuticas da osteoporose. Rev Cuba Reumatol [Internet]. 2022 abr [citado 2024 fev 16]; 24(1):e237. Disponível em:

http://scielo.sld.cu/scielo.php?script=sci_arttext&pid=S_1817-_59962022000100012&lng=en. Epub 01-Abr-2022.

12. Cieza, A., Causey, K., Kamenov, K., Hanson, S. W., Chatterji, S., &Vos, T. (2020). Estimativas globais da necessidade de reabilitação com base no estudo Global Burden of Disease 2019: uma análise sistemática para o Global Burden of Disease Study 2019. The Lancet, 396(10267).

13. de Molon RS, Rossa C Jr, Thurlings RM, Cirelli JA, Koenders MI. Relação entre Periodontite e Artrite Reumatoide: Evidências Atuais e Potenciais Interações Biológicas. IJMS. 2019 Sep; 20(18): 4541-35.

1 4' González Febles Jerián. Associação entre a severidade da periodontite e a severidade da artrite reumatoide. Tese de doutoramento. Madrid 2021

15 Almutairi K, Nossent J, Preen D, Keen H, Inderjeeth C. A prevalência global da artrite reumatoide: uma meta-análise baseada em uma revisão sistemática. Rheumatol Int. 2ª ed. Springer Berlin Heidelberg; 2020 Nov 11; 6: 468-15.

16 Vizcaino Bautista Estefany Nataly. Doença periodontal e osteoporose. Trabalho de licenciatura. Guayaquil: Universidade de Guayaquil, 2020. Out

17. Jordán PM, Blanco PME, Saavedra JLM, et al. Osteoporosis, a health problem of our times. Rev Méd Electron. 2021; 43(2): 12 - 16.

18' Ministério da Saúde Pública. Anuario Estadístico de Salud de Cuba 2020. Havana: MINSAP; 2021 [citado 20 abr 2023]. Disponível em: https://files.sld.cu/bvscuba/files/2021/08/Anuario-Estadistico-Espa%c3%b1ol- 2020-Definitivo.pdf

19. Sojod B, Périer JM, Zalcberg A, Bouzegza S, El Halabi B, Anagnostou F. Periodontal disease and general health. EMC-Tratado de Medicina [Internet]. 2022 Mar [citado 12 Jul 2023]; 26(1): 1-8.Disponível em: https://www.sciencedirect.com/science/article/abs/pii/S1636541022460430

20' Pardo Romero Fredy F, Hernández Luis J. Doença periodontal: abordagens epidemiológicas para a sua análise como um problema de saúde pública. Revista de Saúde Pública. 2018; 20(2): 5-8. Disponível em: https://doi.org/10.15446/rsap.V20n2.64

21. Acosta Cruz A, Céspedes Alfonso M, Mayán Reina E. Factores de risco e doença periodontal crónica imunoinflamatória na Clínica Estomatológica Ana Betancourt. Rev Abr 16. 2021; 60(259)

22. Loredo Sandoval Yenit, Cruz Morales Rosario, Cazamayor Laime Zuleica, Montero Arguelles Mayra. Comportamento da doença periodontal imunoinflamatória crónica. Jovellanos. Matanzas. Rev. Med. Electrón. [Internet]. 2019 Feb [cited 2024 Jan 25]; 41(1:78-89. Disponível em: http:// scielo. sld.cu/ scielo.php?script=sci_arttext&pid=S 1684-18242019000100078&lng=en.

23' Muhammad, N., Al-Ansari, A., Khalifa, A.-K., Muhanad, A., Balgis, G., & Khalid, A. Global Prevalence of Periodontal Disease and Lack of Its Surveillance. The scientific World Journal, 2020(Citado em 2024, 2 de março); (5) 1-8. Disponível em:

https://doi.org/10.1155/2020/2146160

24' Martinez Martinez C. Alicia, Llerena E. María, Peña Herrera Manosalva S. María. Prevalência da doença periodontal e factores de risco associados.

Dom Sci. 2017(Citado em 2024, Fev 24); 3(1): 12-16. Disponível em http://dx.doi.Org/10.23857/dom.cien.pocaip.2017.3.1.99-108

25' Liccardo D, Cannavo A, Spagnuolo G, Ferrara N, Cittadini A, Rengo C, et al. Doença periodontal: um fator de risco para a diabetes e as doenças cardiovasculares. Int J Mol Sci. 2019[cited 2023, Jun 25]; 20(6): 1414. Disponível em: https://www.ncbi.nlm.nih.gov/pmc/articles/PMC6470716/pdf/ijms-20-01414.pdf.

[26]Corona Martínez JD, Pérez Soto E, Sánchez Monroy V. Identificação molecular de bactérias na saúde e doença periodontal. Rev Odont Mex. 2019[cited 2023, Jun 25]; 23(1): 23-30. Disponível em:

http://www.scielo.org.mx/scielo.php?script=sci arttext&pid=S1870-199X2019000100023&lng=es

27) Sánchez Artigas R, Sánchez Sánchez JR, Sigcho Romero CR, Expósito Lara A. Factores de risco para a doença periodontal. Correo Científico Médico (CCM) 2021; 25(1): 25-36.

28' Martínez Pérez ML, Camejo Roviralta L, Sánchez Sánchez RJ. Relação entre doença periodontal e doença isquémica do coração. CCM. 2019 [citado 2023, ago 16]; 23(4): [aprox. 6 p]. Disponível em:

http://www.revcocmed.sld.cu/index.php/cocmed/article/view/3345

29 Cuenca Miño Daniel Humberto. Factores de risco relacionados com a doença periodontal. Peru: Universidade de Guayaquil; outubro de 2020.

30' de la Hoz Rojas Liset, Sarduy Bermúdez Lázaro, Daniel Saura Jesús, Pérez de la Hoz Ana Beatriz, Ruiz Rodríguez Ernesto Luis, Ramos Morales Ana Laura. Patogenio Web en Periodoncia. Villa Clara: Universidade de Ciências Médicas; 2020.

31 Villegas Rojas Ivernis Mercedes, Díaz Rivero Abdiel, Domínguez Fernández Yodenis, Solís Cabrera Berta Alina, Tabares Alonso Yadelis. Prevalência e severidade da doença periodontal em pacientes diabéticos. Rev. Med. Electron [Internet]. 2018 Dec [citado 2024 Jan 25]: 40(6): 1911-30. Disponível

http://scielo.sld.cu/scielo.php?script=sci_arttext&pid=S1684- 18242018000601911&lng=es.

32. Zhang Y, He J, He B, Huang R, Li M. Efeito do tabaco na doença periodontal e no cancro oral. Tob Induc Dis. 2019[cited 2023 Jan 14]; 17:40. Disponível em: https://doi.org/10.18332/tid/106187

33' Pardo Romero, F. F., & Hernández, L. J. Doença periodontal: abordagens epidemiológicas para a sua análise como um problema de saúde pública. Revista de Saúde Pública. 2018(Citado em 2024, Jun 24); 20:258-64. Disponível em: https://doi.org/10.15446/rsap.v20n2.64654

34' Bombino, L. P., Pimentel, B. F. T., & Cabarrocas, F. V. Doença periodontal inflamatória crónica e doença cardiovascular. Guayaquil; 2020. p 23.

35. López Tovar GP. Epidemiologia da doença periodontal. Peru: Universidade de Guayaquil; 2021 Sep.

36. Ko, T.-J., Byrd, K., & Kim, S. The Chairside Periodontal Diagnostic Toolkit: Past, Present, and future. Diagnostics. 2021(Citado em 2024, 16 de fevereiro); 11(6): 1-23. doi: https://doi.org/10.3390/diagnostics11060932

37' Herrera David, Figuero Elena, Lior Shapira, Jin Lijian, Sanz Mariano.The new classification of periodontal and peri-implant diseases.Revista Científica da Sociedade Espanhola de Periodontia. 2018; 11(5): p14.

·38 Albandar JM, Susin C, Hughes FJ. Manifestações de doenças sistémicas e condições que afetam o aparelho de fixação periodontal: definições de caso e considerações de diagnóstico. Jornal de Periodontologia Clínica. 2018; 45, S89- S171.

39 Araujo M, Lindhe J. Saúde peri-implantar. Journal of Clinical Periodontology (2018) 45; S230-S236.

40' Berglundh T, Armitage GC, Ávila-Ortiz G et al. Relatório de consenso: Doenças e condições peri-implantares. Jornal de Periodontologia Clínica (2018) 45, S286-S291.

41 Chapple ILC, Mealey BL, van Dyke TE et al. Relatório de consenso: Saúde periodontal e doenças/condições gengivais. Jornal de Periodontologia Clínica (2018) 45, S68-S77.

42. Lang NP, Bartold PM. Saúde periodontal. Jornal de Periodontologia Clínica (2018) 45, S9-S16.

43. Cárdenas-Valenzuela Paola, Guzmán-Gastelum Dalia abril, Valera-González Eligio, Cuevas-González Juan Carlos, Zambrano-Galván Graciela, García- Calderón Alma Graciela. Principais Critérios de Diagnóstico da Nova Classificação de Doenças e Condições Periodontais. Int. J. Odontostomat. [Internet]. 2021 Mar [citado 2024 Fev 07]; 15(1): 175-80. Disponível em: http://www.scielo.cl/scielo.php?script=sci arttext&pid=S0718-381X2021000100175&lng=en.http://dx.doi.org/10.4067/S0718-381X2021000100175

44 Graetz, C.; Mann, L.; Krois, J.; Sälzer, S.; Kahl M.; Springer, C. & Schwendicke, F. Comparação da classificação de pacientes com periodontite na classificação de 2018 versus 1999. J. Clin. Periodontol. 2019,46(9):908-17.

45' Dietrich, T.; Ower, P.; Tank, M.; West, N. X.; Walter, C.; Needleman, I.; Hughes, F. J.; Wadia, R.; Milward, M. R.; Hodge, P. J.; et al. Diagnóstico periodontal no contexto do sistema de classificação de doenças e condições periodontais de 2017 - implementação na prática clínica. Br. Dent. J.2019; 226(1):16-22.

46. Zerón Agustín. A nova classificação das doenças periodontais. Revista ADM.2018 maio Jun,LXXV(3)

47. Gutiérrez-Romero Fabiola, Padilla-Avalos César Augusto, Marroquín-Soto Consuelo.

Doença periodontal na América Latina: abordagem regional e estratégia de saúde. Rev. Saúde Pública [Internet]. agosto de 2022 [acedido a 7 de fevereiro de 2024]; 24(4):6-10. Disponível em: http://www.scielo.org.co/scielo.php?script=sci_arttext&pid=S0124-00642022000400130&lng=en.

48' Peres MA, Macpherson LMD, Weyant RJ, Daly B, Venturelli R, Mathur MR, et al. Oral diseases: a global public health challenge. Lancet. 2019; 394(10194):249-60. Disponible en: https://doi.org/10.1016/s0140-6736(19)31146-8.

49 López Sandoval MB. Gestão da antibioticoterapia na doença periodontal. Peru: Universidade de Guayaquil; 2019 set.

50' Palenzuela-Ramos Y, Moreira-Díaz LR, Padrón-Álvarez JE. Osteogénese imperfeita, relato de um caso. Local de publicação: Universidad Médica Pinareña. 2020; 16(2):1-6.

51 Valdéz Mérito Rafael Moisés. Patologias Osteoarticulares. Aula 19. 2018

52. Dris Hamed AF. Associação entre doença periodontal e artrite reumatoide [tese]. Sevilha: Universidade de Sevilha; 2020 [citado 2023, Jul 28]. Disponível em:https://idus.us.es/bitstream/handle/11441/104470/Asociaci%c3%b3n%20entre%20la%20enfermedad%20periodontal%20y%20la%20artritis%20reumatoide.pdf?sequence=1&isAllowed=y

53. Soto-Gil Marileivy, Gil-Figueroa Bertha Vivian, Careaga-Valido Dianelys.

Manifestações da doença periodontal em pacientes com artrite reumatoide. Arch Méd Camagüey [Internet]. 2023 [citado 2024 Fev 07]; 27:e9452. Disponível em:

http:// scielo. sld.cu/ scielo.php?script=sci_arttext&pid=S 1025-02552023000100029&lng=en. Epub 25-Abr-2023.

54' Kamer AR, Craig RG, Niederman R, Fortea J, de Leon MJ. A doença periodontal como uma possível causa da doença de Alzheimer. Periodontol 2000. John Wiley & Sons, Ltd; 2020 Jun; 83(1):242-71.

55' Sanz M, Marco del Castillo A, Jepsen S, González Juanatey JR, D'Aiuto F, Bouchard P, et al. Periodontitis and cardiovascular diseases: Relatório de consenso. J Clin Periodontol. 2020 Feb 3; 311(14):e318-21.

56' Figuero E, Han YW, Furuichi Y. Doenças periodontais e resultados adversos na gravidez: Mecanismos. Periodontol 2000. John Wiley & Sons, Ltd; 2020 Jun; 83(1):175-88.

57 Iglesias Estrada YH, Viamontes Beltrán J, Rodríguez Caballero RR, Mazorra Rivera A. Manifestações da doença periodontal em pacientes com artrite reumatoide. Revista Progaleno [Internet]. 2018 [citado 2023, jul 12]; 1(2). Disponível em:https://revprogaleno.sld.cu/index.php/progaleno/article/view/18/13

58' Antúnez Fernández FI. Doença periodontal e sua relação com doenças sistémicas [tese]. Xochimilco: Universidad Autónoma Metropolitana; 2021 [citado 2023, Jul 12]. Disponível em: Disponível em:

https://repositorio.xoc.uam.mx/jspui/bitstream/123456789/26229/1/cbsCD130422163310ypap.pdf.

59. Armas Rodríguez WE, Alarcón Medina GA, Ocampo Dávila FD, Arteaga CM, Arteaga Paredes PA. Artrite reumatoide, diagnóstico, evolução e tratamento. Rev cuban rheumatol [Internet]. 2019 [citado 2023, jul 12]; 21(3):[aprox. p7]. Disponível em: Disponível em: https://revreumatologia.sld.cu/index.php/reumatologia/article/view/759/html

60. Camaño Carballo L, Pimienta Concepción I. Envolvimento oral em pacientes com artrite reumatoide. Rev cuban rheumatol [Internet]. 2020 [citado 2023, Jul 12]; 22(2). Disponível em: Disponível em: https://revreumatologia.sld.cu/index.php/reumatologia/article/view/783/1475

61' Hernández Batista SC, Villafuerte Morales JE, Chimbolema Mullo SO, Pilamunga Lema CL. Factores de risco cardiovascular em pacientes com doenças reumáticas. Rev cuban rheumatol [Internet]. 2020 Abr [citado 2023, Jul 28]; 22(1). Disponível em: Disponível em: https://revreumatologia.sld.cu/index.php/reumatologia/article/view/723/1434

62' Bedoya Narvaez Daniela, Fernández Aragón Laura V. Relação das doenças músculo-esqueléticas e osteoarticulares com a exposição ao risco biomecânico em trabalhadores do sector agrícola a nível mundial nos últimos oito anos. Instituição Universitária António José.Santiago de Cali.2020.

63. Acosta Cruz A, Céspedes Alfonso M, Mayán Reina G. Risk factors and chronic immunoinflammatory periodontal disease at the Clínica Estomatológica Ana Betancourt. 16 de abril [Internet]. 2021 [citado 2023, Jul 16]; 60(259):e1085. Disponível em: https://www.medigraphic.com/pdfs/abril/abr-2021/abr21279h.pdf

64' Pino Falconí PE, Moya Romero KS, Ramos Veintimilla WY, Guevara Acurio AL. Patogénese da artrite reumatoide, gestão terapêutica atual e perspectivas futuras. Rev cuban rheumatol [Internet]. 2021 set-dez [citado 2023, jul 16]; 23(3):3-6. Disponível em: http:// scielo.sld.cu/ scielo.php?script=sci_arttext&pid=S 18175996202100030001 0

65' Rodríguez-Montaño R, Aguilar-Carrillo JA, Bernard-Medina AG, Martínez-Rodríguez VMC, Gómez-Meda BC, Guerrero-Velázquez C. Relação da periodontite e da artrite reumatoide através do eixo IL-23/IL-17a. Rev Mex Periodontol [Internet]. 2019 [cited 2023, Jul 28]; X (3):69-76. Disponível em: https://www.medigraphic.com/pdfs/periodontologia/mp-2019/mp193g.pdf

66. Durán Garnica O, Martínez Sandoval G, Rodríguez Pulido J, Chapa G, Enríquez M. Associação entre artrite reumatoide e periodontite. Odontología Atual [Internet]. 2020 Dec [citado 2023, Jul 28]; 17(212):28-34. Disponível em: https://doi.org/10.2307/j.ctv103xbr4.5

67. Peña Cardelles JF, Ortega Concepción D, Cano Durán JA, Melero Alarcón C, Sánchez Labrador Martínez L, De Arriba de la Fuente L, et al. Manifestações orais relacionadas com a artrite reumatoide. Cient Dent [Internet]. 2019 [cited 2023, Jul 12] ;(16)1:73-6. Disponível em:https://coem.org.es/pdf/publicaciones/cientifica/vol16num1/ArtritisReumatoi de.pdf

68' Ferrer F, Lugo G. Parâmetros clínicos periodontais em pacientes com diagnóstico de artrite reumatoide atendidos no serviço de reumatologia do Hospital Clínico Universitario. Série de casos. Odous Científica [Internet]. 2019 jul-dez [citado 2023, jul 15]; 20(2): 147-164. Disponível em: http://servicio.bc.uc.edu.ve/odontologia/revista/vol20n2/art06.pdf

69. Cordoví Jiménez A, Díaz Valdés L, Valle Lizama RL, Pérez García LM. Doença periodontal crónica imunoinflamatória e factores de risco em adolescentes de instituições desportivas. Gac Méd Espirit [Internet]. 2021 set-dez [citado 2023, jul 15]; 23(3):74-83. Disponível em: http://scielo.sld.cu/scielo.php?script=sci arttext&pid=S1608-89212021000300074&lng=en

70' Valarezo Farias SI. Relação de patógenos periodontais com doenças sistêmicas [tese]. Guayaquil: Universidad de Guayaquil; 2021 [citado 2023, Jul 15] Disponível em: http://repositorio.ug.edu.ec/bitstream/redug/56077/1/3967VALAREZOsalomon. pdf

71 Garrido Martínez M. Relationship between Periodontal Disease and Osteoporosis. Granada: Universidade de Granada. Tese de doutoramento. 2016-2019. Disponível em: http:handle.net.

72' Manjunath SH, Rakhewar P, Nahar P, Tambe V, Gabhane M, Kharde A. Avaliação da Prevalência e Gravidade das Doenças Periodontais entre Sujeitos Osteoporóticos e Não Osteoporóticos: Um Estudo Comparativo Transversal. O jornal da prática odontológica contemporânea. 2019 Oct 1; 20 (10): 1223_8.

73' Mongkornkarn s, Suthasinekul R, Sritara C, Lertpimonchai A, Tamsailom S,

Udomsak A. Associação significativa entre a densidade mineral óssea esquelética e a periodontite moderada a grave em indivíduos com higiene oral razoável. Jornal de odontologia investigativa e clínica. 2019 Nov 1;10(4):e12441

74' Ayed MS, Alsharif AF, Divakar DD, Jhugroo C, Alosaimi B, Mustafa M. Avaliação da possível associação entre a osteoporose sistémica e a progressão da doença periodontal em mulheres pós-menopáusicas. Doença por Mês.2019 Jun1, 6586:193-215.

75. Borja Ibarra. Fatores de risco para doenças periodontais.Universidad de Guayaquil.2021 Oct 26.

76. Rodríguez-Lozano Beatriz et al. Associação entre a gravidade da periodontite e a atividade clínica da doença em pacientes com artrite reumatoide: um estudo de caso-controle. 2019(Citado 2024, fev 16); 21:27. Disponível em: https://doi.org/10.1186/s13075-019-1808-z
Fonseca, A., & Rueda, R. Eficácia da terapia de reposição hormonal como adjuvante no tratamento da periodontite em pacientes com osteoporose. ODOUS CIENTIFICA, 2019(Citado em 2024, Fev 16); (3):97-108.

Anexo 2:

Forma:

Nome e apelido:

Idade:

Sexo: __ F ____M

HEA:

Patologias ósseas presentes:

_Artrite reumatoide ______ Osteoporose

Patologias de imunodeficiência: _ Sim _Não

História familiar de doença periodontal crónica: Sim _Não

Stress: _Sim _Não

Hábitos presentes:

Escovagem de dentes, vezes por dia: _ 1 __2 ___3 __ 4 Nenhuma.

Fumador: __ Sim _ Não

Mastigação:___ Unilateral ____ Bilateral

Sinais e sintomas de doença periodontal crónica:

Hemorragia durante a escovagem

Sangramento para o furo

Gengivas edematosas

Perda parcial de pontilhado

Perda da morfologia marginal ou papilar

Mobilidade dos dentes

Recessão periodontal

Bolsas periodontais:

Real: _3 mm _4 a 5 mm _bol> 6 mm

_ Virtual

Halitose

Perdas ósseas: _ Horizontal _ Vertical

Placa dentobacteriana

Xerostomia

Diagnóstico periodontal:

Gengivite crónica

Periodontite crónica

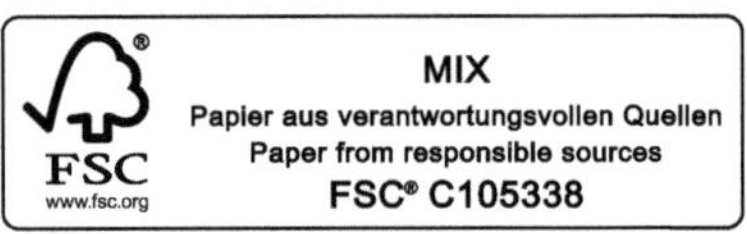

Printed by Books on Demand GmbH, Norderstedt / Germany